曹沧洲曹鸣高

医案手稿遗存选编

主　审　曹世宏
主　编　孙子凯
副主编　何海浪

東南大學出版社
SOUTHEAST UNIVERSITY PRESS
·南京·

图书在版编目(CIP)数据

曹沧洲曹鸣高医案手稿遗存选编 / 孙子凯主编 . 南京 : 东南大学出版社，2025. 4. -- ISBN 978-7-5766-1941-6

Ⅰ. R249. 49

中国国家版本馆 CIP 数据核字第 2025MJ3615 号

曹沧洲曹鸣高医案手稿遗存选编

Cao Cangzhou Cao Minggao Yi'an Shougao Yicun Xuanbian

主　　编：孙子凯
责任编辑：周荣虎
责任校对：子雪莲
封面设计：王　玥
责任印制：周荣虎
出版发行：东南大学出版社
出 版 人：白云飞
社　　址：南京市四牌楼 2 号　　邮编：210096
网　　址：http://www.seupress.com
电子邮箱：press@ seupress.com
经　　销：全国各地新华书店
印　　刷：广东虎彩云印刷有限公司
开　　本：787mm × 1092mm 1/16
印　　张：8
字　　数：210 千
版　　次：2025 年 4 月第 1 版
印　　次：2025 年 4 月第 1 次印刷
书　　号：ISBN 978-7-5766-1941-6
定　　价：48.00 元

内容提要

曹沧洲（1849—1931），名元垣，字智涵，晚号兰雪老人，江苏苏州人，清光绪年间曾先后两次应诏入京，为御医。曹鸣高（1907—1985），出生于世医家庭，家学渊源。1954年调江苏省中医院工作，任内科副主任、内科教研组组长，1963年参加全国五所中医学院《中医内科学》第二版教材审编工作，1964年任国家科委中医中药专业组成员，从事临床60年，擅治内科杂病。

本书「曹沧洲医案」部分包括吴少爷温热病案、李少太太噤口痢案、金藻翁温邪夹湿案、顾连甫虚喘欲脱案以及对下证神父语录。「曹鸣高试诊曹沧洲标注医案」为曹鸣高试诊时，曹沧洲批阅后曹鸣高整理记录的医案，而「曹鸣高医案」部分则包括温病四案、咳嗽五案、丸方梦中起坐案、某膏方耳鸣案、陆左丸方疠风案、吴丸方狐疝案、汪右丸方慢性便泄案，以及寒热往来案、腮项结痧案、泄泻案、暑湿内蕴案、暑温病案、风温重症案、咳血案、伏邪病案、间疟案、脘腹作痛案、陆风温病案、外寒内湿案、秋温案、热退津伤案。

是书为御医医案，名家手稿，弥足珍贵，供后人借鉴。适合中医临床工作者，中医药专业本科生、研究生，以及中医爱好者参考。

目录

曹沧洲医案

吴少爷　温热病案……002
李少太太　噤口痢案……017
金藻翁　温邪夹湿案……025
顾连甫　虚喘欲脱案……033
对下证祖父语录……035

曹鸣高试诊曹沧洲标注医案

温病祖父拟　四案……037
咳嗽祖父拟　五案……039
丸方　梦中起坐案……042
某　膏方耳鸣案……042
陆左　丸方　痄风案……043
吴　丸方　狐疝案……044
汪右　丸方　慢性便泄案……045

曹鸣高医案

省兄　寒热往来案……047
蔡宝宝　腮项结痧案……048
陈太太　程　泄泻案……049
汪先生　暑湿内蕴案……051
黄姑奶奶　暑温病案……053
师太　往来寒热案……056
殷老太太　风温重症案……057

张少奶奶　咳血案……061
程耀卿先生　伏邪病案……065
冯先生　伏邪病案……068
周奶奶　间疟案……070
江小姐　伏邪温病案……071
郃先生　伏邪病案……074
祖左　伏邪案……077
孙先生　伏邪病案……083
许右　伏邪病案……084
罗小姐　伏邪病案……086
俞右　伏邪病案……087
朱太太　间疟案……101
孙右　脘腹作痛案……102
陆荫村先生　伏邪病案……104
黄姑奶奶　伏邪病……106
戴太太　风温病案……110
王小姐　伏邪病案……112
周宝宝　风温病案……113
钱小姐　风温病案……115
陈公豪先生　外寒内湿案……116
雷少太太　秋温案……117
唐少太太　伏邪晚发病案……118
周世兄　热退津伤案……122

祖父曹沧洲医案

吴右 中张家巷 湿热病 计三十四诊
李右 叶家弄 噤口子痢 计十七诊
湿病 计四案
咳嗽 计五案
梦中起坐 丸方
耳鸣 膏方
癞风 丸方
狐疝 丸方
慢性腹泻 丸方

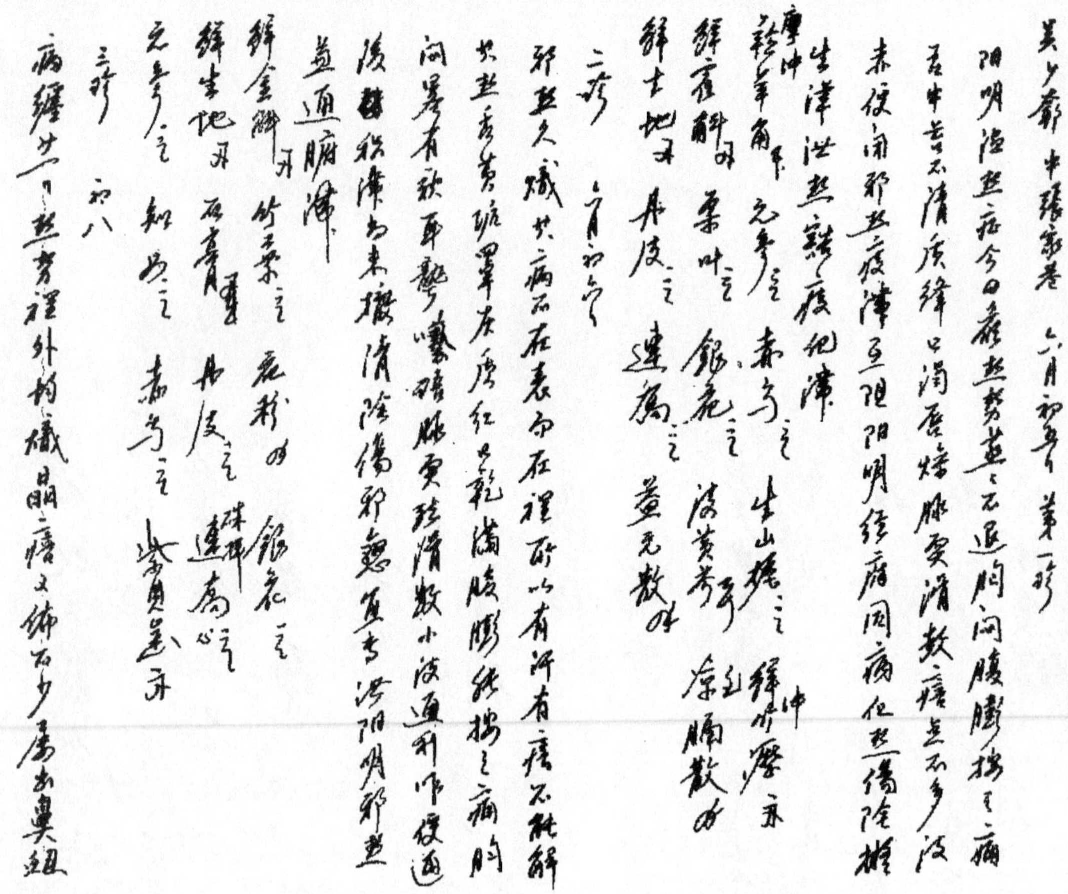

吴少爷　温热病案　中张家巷

六月初五日　第一诊

阳明温热，症今四候，热势蒸蒸不退，胸闷腹膨，按之痛，舌中苔不清，质绛，口渴唇燥，脉软滑数，瘖点不多，溲赤便闭。邪热痰滞互阻，阳明经府同病，化热伤阴。拟生津泄热豁痰化滞。

羚羊角五分摩冲　元参三钱　赤芍三钱　生山栀三钱
鲜竹沥二两，冲　鲜霍斛一两　桑叶三钱
银花三钱　淡黄芩二钱半　凉膈散四钱，包
鲜生地一两　丹皮三钱　连翘三钱　益元散四钱

二诊　六月初六日

邪热久炽，其病不在表而在里，所以有汗有瘖不能解其热，舌黄垢罩灰质红，口干，满腹膨胀按之痛，胸闷略有咳，耳聋呓语，脉软弦滑数，小溲通利。昨便通后积滞尚未撤清，阴伤邪恋。宜专泄阳明邪热兼通腑滞。

鲜金斛一两　竹叶三钱　花粉四钱　银花三钱
鲜生地一两　石膏一两五钱　丹皮三钱　连翘心三钱，硃拌　元参三钱　知母三钱　赤芍三钱
紫贝齿二两

三诊　初八

病缠廿一日，热势里外均炽，晶瘖又布不少，屡出鼻衄，

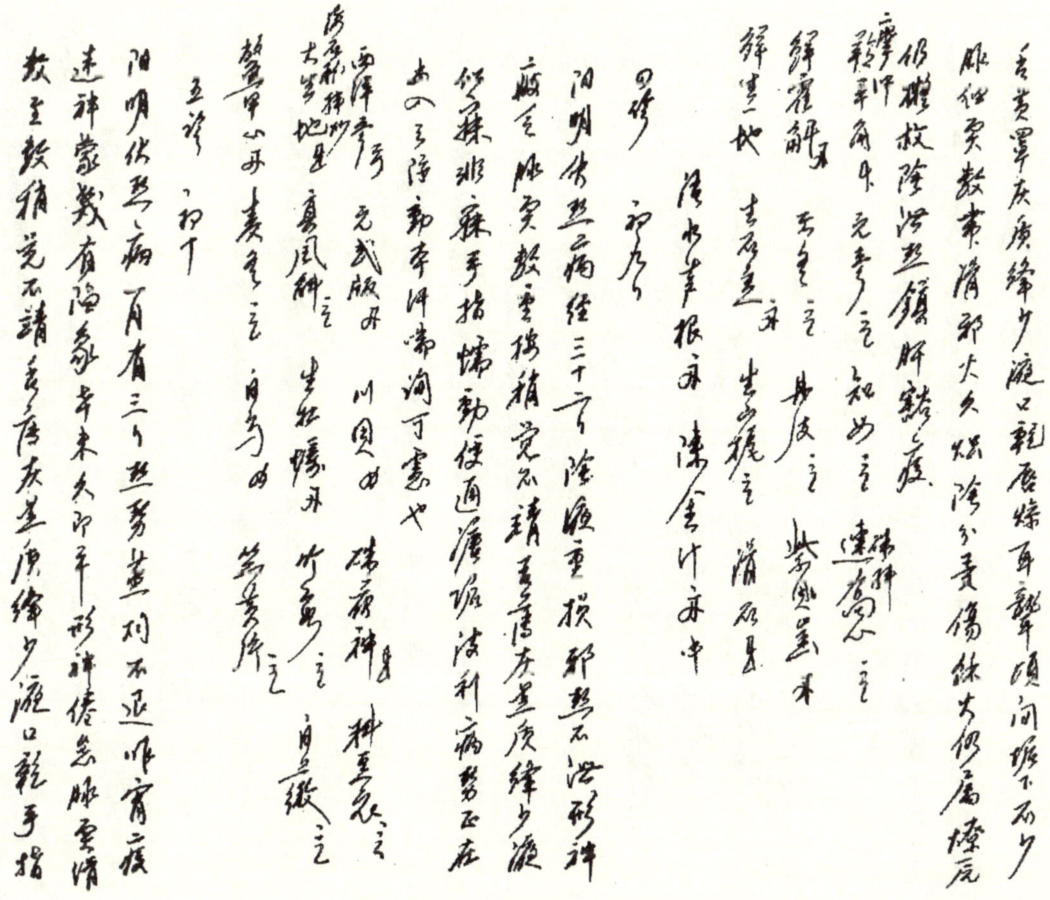

舌黄罩灰，质绛少液，口干唇燥，耳聋，颈间垢下不少，脉细软数带滑。邪火久炽，阴分受伤，余火仍属燎原。仍拟救阴泄热，镇肝豁痰。

羚羊角四分摩冲　元参三钱　知母三钱　连翘心三钱，硃拌　鲜霍斛一两　天冬三钱　丹皮三钱　紫贝齿一两　鲜生地一两　生石膏二两　生山栀三钱　滑石五钱　活水芦根二两　陈金汁二两，冲

四诊　初九日

阳明伏热病经三十一日，阴液重损，邪热不泄，形神疲乏，脉软数重按稍觉不靖，舌薄灰黑质绛少液，似寐非寐，手指蠕动，便通溏垢，溲利。病势正在出入之际，动本汗喘询可虑也。

西洋参二钱半　元武版一两　川贝四钱　硃茯神五钱　料豆衣三钱　大生地五钱，海石粉拌炒　真风斛三钱　生牡蛎一两　竹茹三钱　白薇三钱　鳖甲心一两　麦冬三钱　白芍四钱　竺黄片三钱

五诊　初十

阳明伏热病一月有三日，热势蒸灼不退，昨宵痰迷神蒙几有陷象，幸未久即平，形神倦息，脉软滑数至数稍觉不靖，舌薄灰黑质绛少液，口干手指

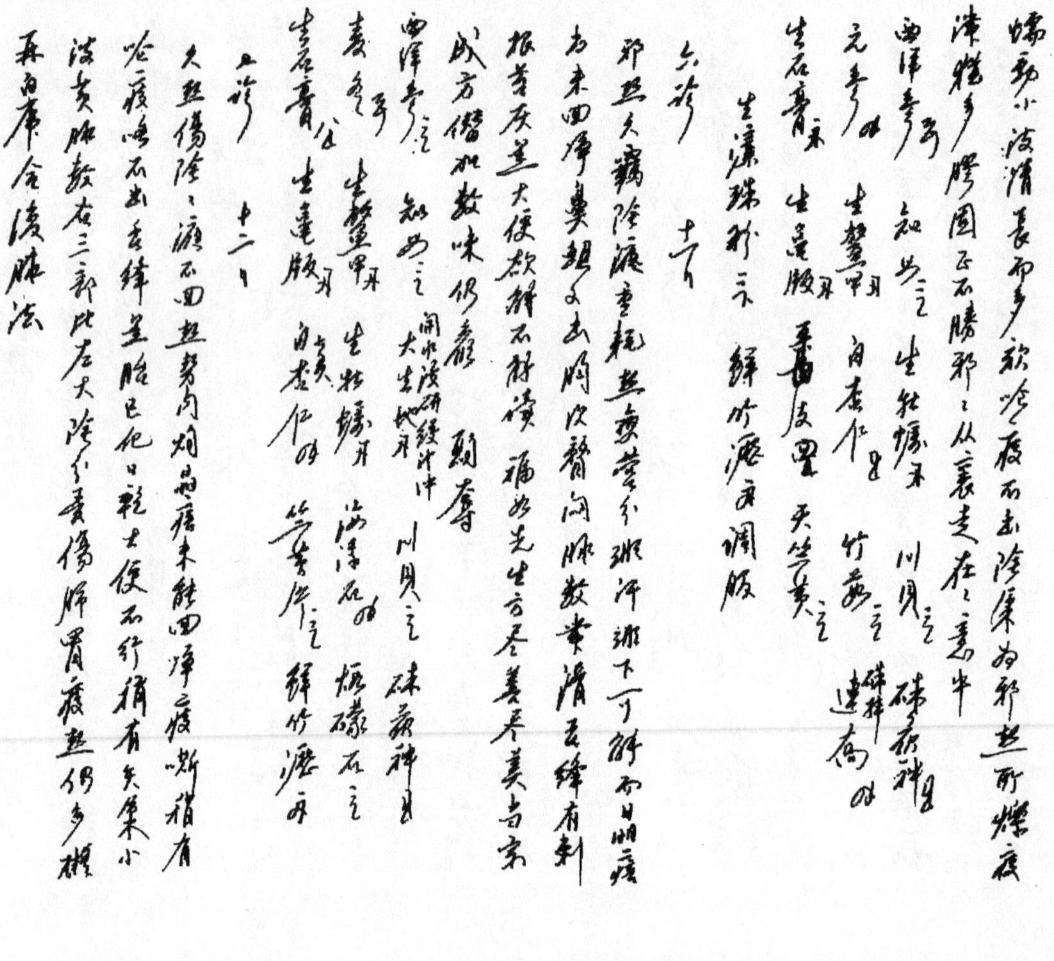

蠕动，小溲清长而多，咳呛痰不出。阴气为邪热所烁，痰滞犹多胶固，正不胜邪，邪从里走，在在意中。

西洋参二钱半　知母三钱　生牡蛎一两　川贝三钱
硃茯神五钱　元参四钱　生鳖甲一两　白杏仁五钱
竹茹三钱　连翘四钱，硃拌　生石膏二两　生龟板一两
桑白皮四钱　天竺黄三钱　生濂珠粉三分
鲜竹沥二两，调服

六诊　十一日

邪热久羁阴液重耗，热恋营分，非汗非下可解，而晶痦尚未回净，鼻衄又出，胸次瞀闷，脉数带滑，舌绛有刺，根苔灰黑，大便欲解不解。读福如先生方尽善尽美，当宗成方借加数味，仍候　酌夺。

西洋参三钱　知母三钱　大生地一两，开水浸研，绞汁冲
川贝三钱　硃茯神五钱　麦冬二钱半　生鳖甲一两
生牡蛎一两　海浮石四钱　煅礞石三钱
生石膏八钱　生龟板一两　白杏仁四钱，去尖　竺
黄片三钱　鲜竹沥二两

七诊　十二日

久热伤阴阴液不回，热势内灼，晶痦未能回净，痰嘶稍有呛，痰咯不出，舌绛黑苔已化，口干，大便不行，稍有矢气，小溲黄，脉数右三部比左大。阴分受伤，肺胃痰热仍多。拟再白虎合复脉法。

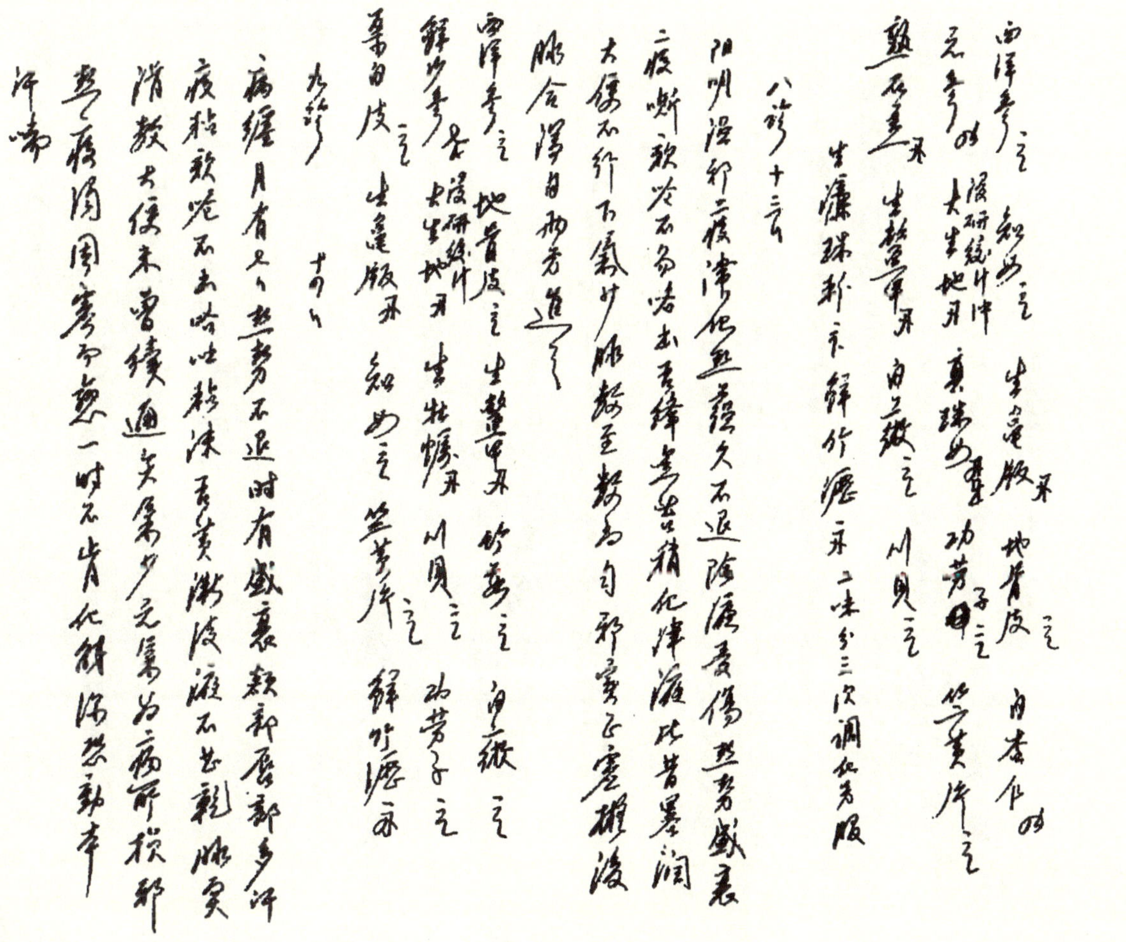

西洋参三钱　知母三钱　生龟版一两　地骨皮三钱

白杏仁四钱　元参四钱　大生地一两，浸研，绞汁冲

真珠母一两五钱　功劳子三钱　竺黄片三钱

熟石膏一两　生鳖甲一两　白薇三钱　川贝三钱

生濂珠粉三分　鲜竹沥二两，二味分三次调化另服

八诊　十三日

阳明温邪，痰滞化热，蕴久不退，阴液受伤，热势盛衰，痰嘶咳呛不易咯出，舌绛黑苔稍化，津液比昔略润，大便不行，下气少，脉数至数尚匀。邪实正虚。拟复脉合泻白两方进之。

西洋参三钱　地骨皮三钱　生鳖甲一两　竹茹三钱

白薇三钱　鲜沙参七钱　大生地一两，浸研绞汁

生牡蛎一两　川贝三钱　功劳子三钱

桑白皮三钱　生龟板一两　知母三钱　竺黄片三钱

鲜竹沥二两

九诊　十四日

病缠月有七日，热势不退，时有盛衰，额部唇部多汗，痰黏咳呛不出，咯吐黏沫。舌黄渐淡，液不甚干，脉实滑数，大便未曾续通，矢气少。元气为病所损，邪热痰浊因虚而恋，一时不肯化解，深恐动本汗喘。

西洋参三钱　地骨皮四钱　生鳖甲一两　知母三钱
硃茯神五钱　元参五钱　大生地一两　黛蛤散一两
盐半夏三钱　鲜芦根二两　桑白皮四钱　生龟板一两
川贝三钱　煅礞石四钱　枇杷叶三片　鲜竹沥二两

十诊　十五日

发热三十八日，由实热转为虚热，热势升降，额部时有汗泄，咳呛痰浊牵紧，艰于咯出，黑苔渐化津液欠润，脉软滑数。邪热渐撤，元气大损，仍虑动本汗喘。

西洋参三钱　大生地五钱，海石粉拌炒　桑白皮四钱
黛蛤散一两　硃茯神五钱　连心麦冬三钱
生龟板一两　地骨皮四钱　煅礞石四钱　原白芍四钱　元参五钱　生鳖甲一两　川贝四钱
制半夏三钱　鲜竹沥二两

十一诊　六月十六日

今晨大便后当时尚觉平稳，刻诊热度特高，虚烦捻衣摸床，肢尖不温，咳嗽痰堵难咯，脉左细软数，右三部虚数至数不匀，舌津少润。邪去正竭，汗喘肢冷，骤生变端，深为可虑。

吉林人参七分生　生白芍六钱　生牡蛎一两　制半夏三钱（大熟地一两，急火煎百沸，去渣，以汤煎药）
西洋参三钱　生龟板一两　川贝四钱　天竺黄三钱
鸡子黄一枚，后下　麦冬三钱　生鳖甲一两　抱木茯神五钱　料豆衣四钱

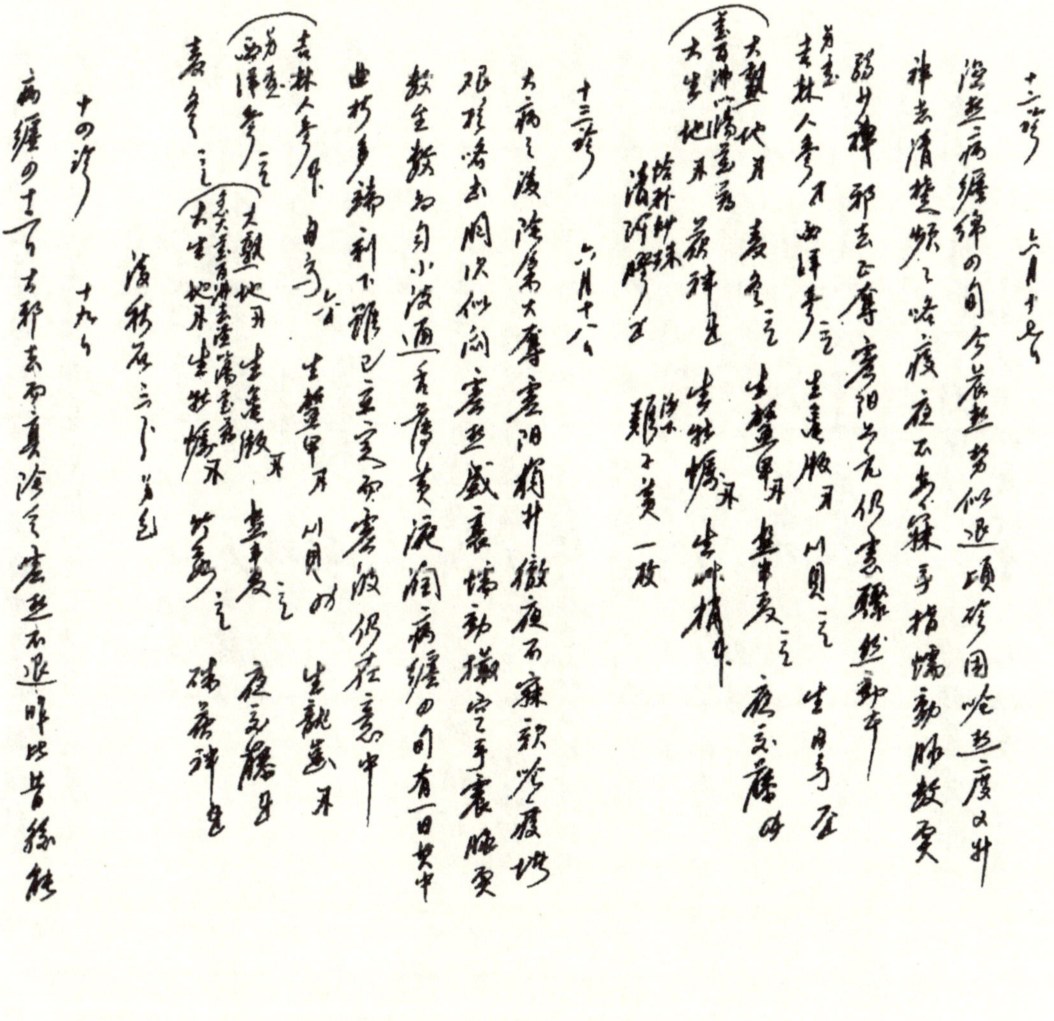

十二诊　六月十七日

温热病缠绵三旬，今晨热势似退，顷诊因呛热度又升，神志清楚，频频咯痰，夜不安寐，手指蠕动，脉数软弱少神。邪去正夺，虚阳上亢，仍虑骤然动本。

吉林人参一钱，另煎　西洋参三钱　生龟板一两　川贝三钱　生白芍

大熟地一两　麦冬三钱　生鳖甲一两　盐半夏三钱　夜交藤四钱

大生地一两，煎百沸以汤煎药　茯神五钱　生牡蛎一两　生草梢五分六钱

清阿胶一钱，蛤粉炒珠　鸡子黄一枚，后下

十三诊　六月十八日

大病之后阴气大夺，虚阳独升，彻夜不寐，咳呛痰堵，艰于咯出，胸次似闷，虚热盛衰，蠕动撮空手震，脉软数至数尚匀，小溲通，舌薄黄液润。病缠四旬有一日，其中曲折多端，刻下虽已立定，而虚波仍在意中。

吉林人参四分，另煎　白芍六钱　生鳖甲一两　川贝四钱　生龙齿一两

西洋参三钱，另煎

大熟地一两　生龟板一两　盐半夏三钱　夜交藤五钱

大生地一两，急火煎百沸，去渣，以汤煎药　生牡蛎一两

麦冬三钱

竹茹三钱　硃茯神五钱　淡秋石三分，另包

十四诊　十九日

病缠三十二日，火邪去而真阴乏，虚热不退，昨比昔较能

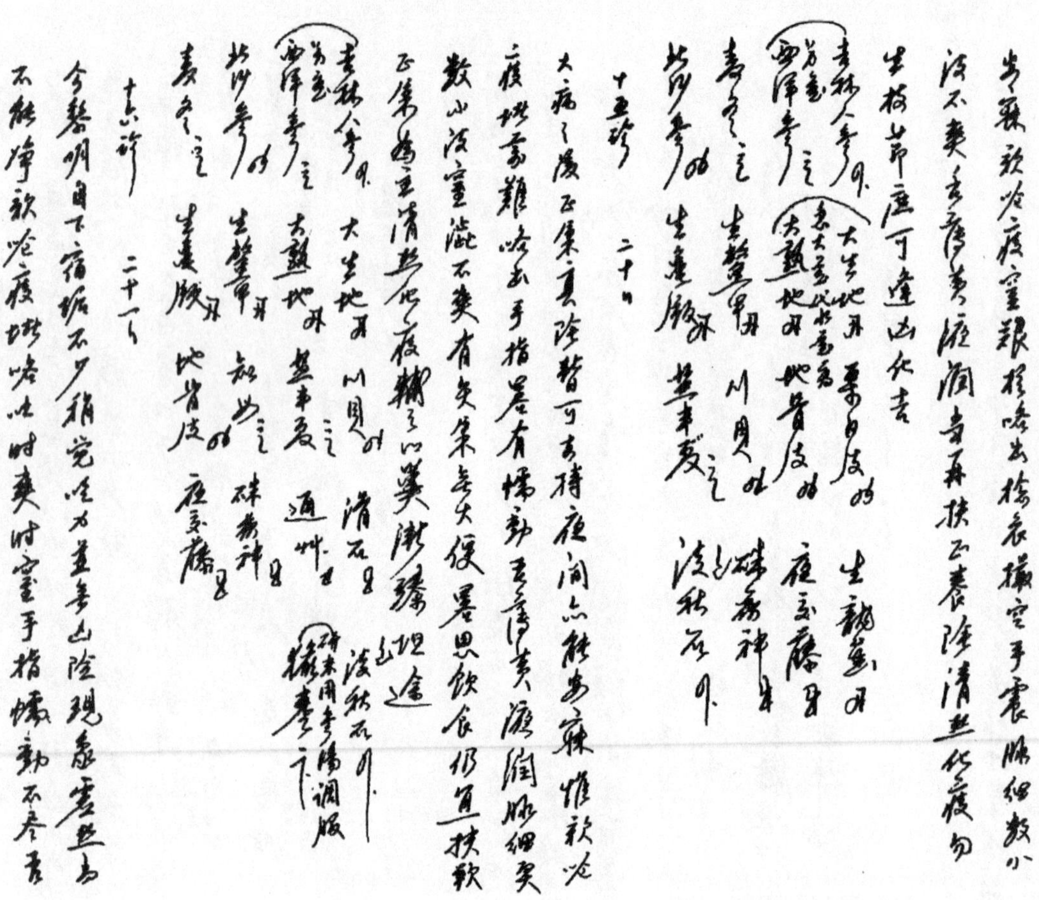

安寐，咳呛痰窒难于咯出，捻衣撮空手震，脉细数，小溲不爽，舌薄黄液润。当再扶正养阴清热化痰，勿生枝节，庶可逢凶化吉。

吉林人参四分　西洋参三钱，另煎　麦冬三钱　北沙参四钱

大生地一两　大熟地一两，急火煎，代水煎药　生鳖甲一两　生龟板一两

桑白皮四钱　地骨皮四钱　川贝四钱　盐半夏三钱

生龙齿一两　夜交藤五钱　硃茯神五钱　淡秋石四分，包

十五诊　二十日

大病之后正气真阴皆可支持，夜间亦能安寐，惟咳呛痰堵万难咯出，手指略有蠕动，舌薄黄液润，脉细软数，小溲窒涩不爽，有矢气，无大便，略思饮食。仍宜扶养正气为主，清热化痰辅之，以冀渐臻坦途。

吉林人参四分另煎　大生地一两　川贝四钱　滑石五钱　淡秋石四分包

西洋参三钱另煎　大熟地一两　盐半夏三钱　通草一钱

猴枣二分，研末，用参汤调服

北沙参四钱　生鳖甲一两　知母三钱　硃茯神五钱

麦冬三钱　生龟板一两　地骨皮四钱　夜交藤五钱

十六诊　二十一日

今黎明自下宿垢不少，稍觉吃力，并无凶险现象，虚热尚不能净，咳呛痰堵咯吐时爽时窒，手指蠕动不尽。舌

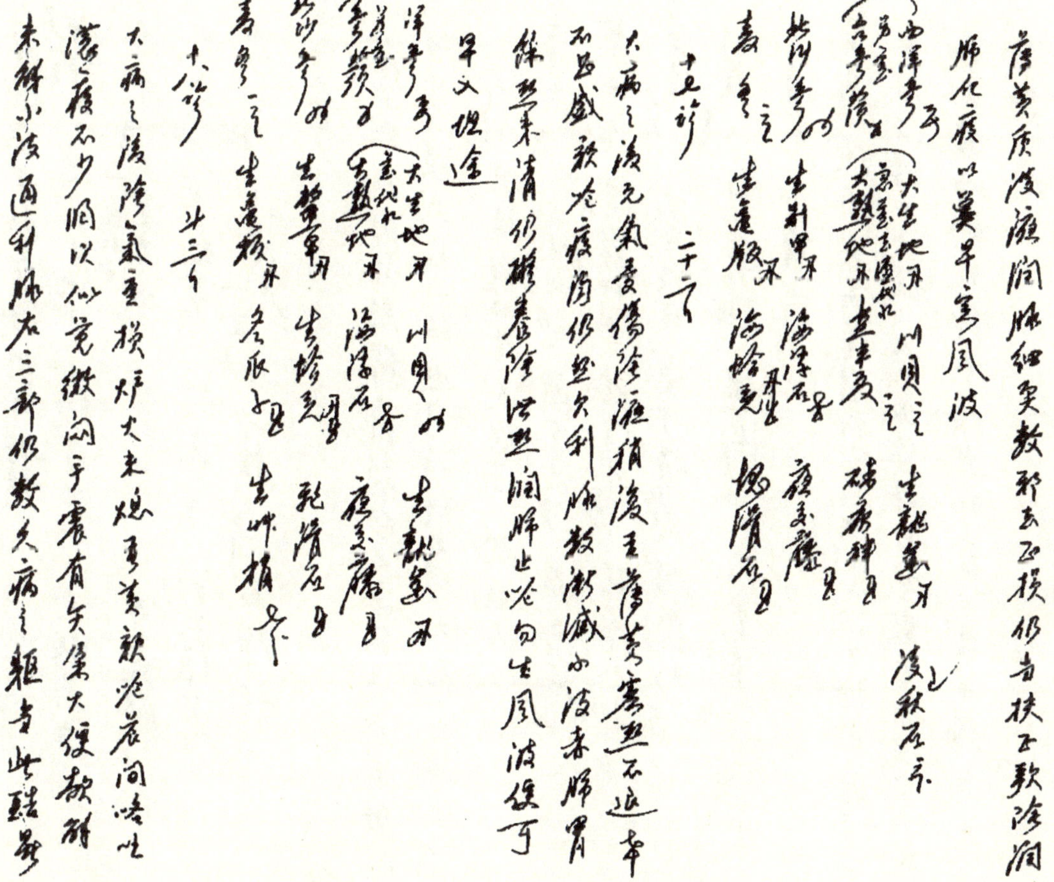

薄黄质淡液润，脉细软数。邪去正损，仍当扶正养阴润肺化痰，以冀早定风波。

西洋参二钱半，另煎　大生地一两　川贝三钱　生龙齿一两　淡秋石二钱

台参须一钱，另煎　大熟地一两，急煎，去渣代水　盐半夏三钱　硃茯神五钱

北沙参四钱　生鳖甲一两　海浮石七钱　夜交藤五钱

麦冬三钱　生龟板一两　海蛤壳一两五钱　飞滑石五钱

十七诊　二十二日

大病之后元气受伤，阴液稍复，舌薄黄。虚热不退本不甚盛，咳呛痰浊仍然欠利，脉数渐减，小溲赤。肺胃余热未清。仍拟养阴泄热润肺止呛，勿生风波，便可早入坦途。

洋参二钱半，另煎　大生地一两　川贝四钱　生龙齿一两

参须一钱，另煎　大熟地一两，煎代水　海浮石七钱　夜交藤五钱

北沙参四钱　生鳖甲一两　生蛤壳一两五钱　飞滑石五钱

麦冬三钱　生龟板一两　冬瓜子五钱　生草梢七分

十八诊　廿三日

大病之后阴气重损，炉火未熄。舌黄，咳呛，晨间咯吐脓痰不少，胸次似觉微闷，手震，有矢气，大便欲解未解，小溲通利，脉右三部仍数。久病之躯当此酷暑

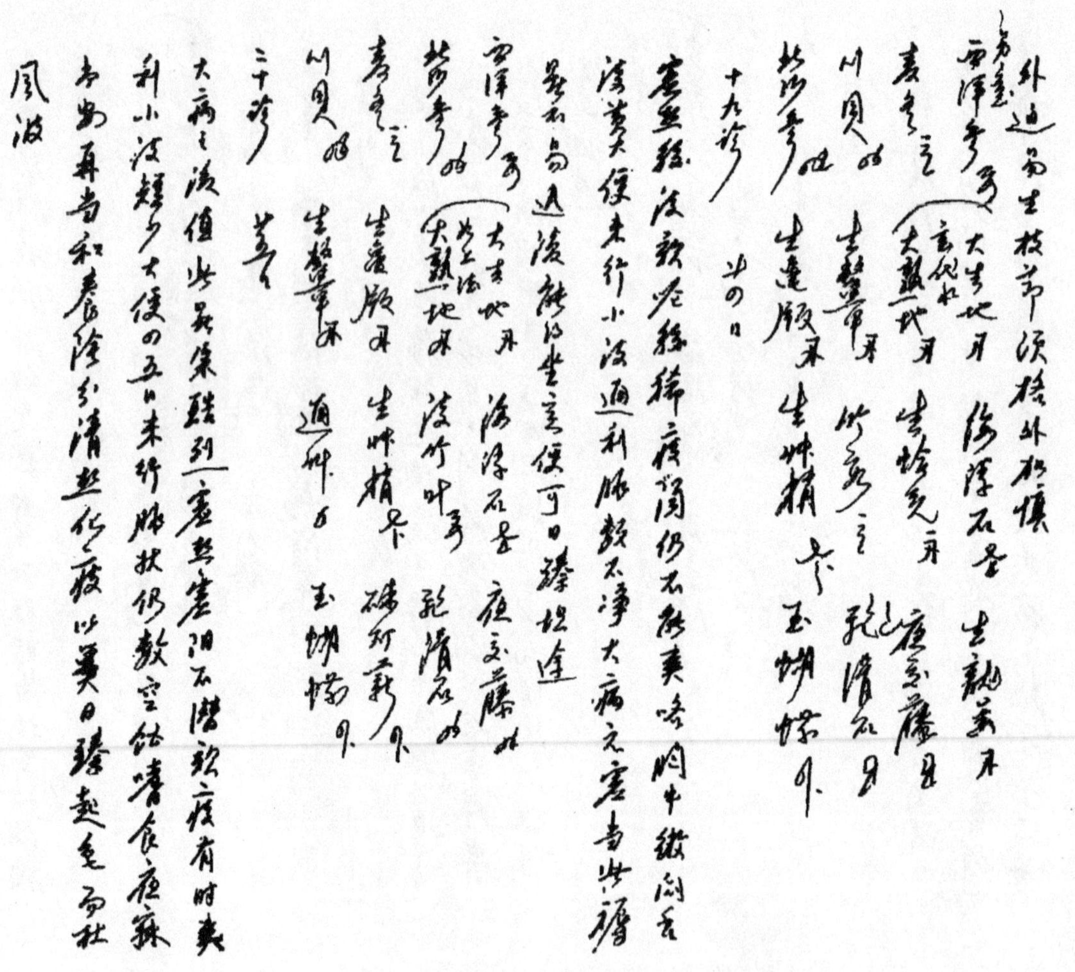

外迫易生枝节，须格外加慎。

西洋参二钱半，另煎　大生地一两　海浮石七钱　生龙齿一两
麦冬三钱　大熟地一两，煎代水　生蛤壳二两　夜交藤五钱
川贝四钱　生鳖甲一两　竹茹三钱　飞滑石五钱，包
北沙参四钱　生龟板一两　生草梢七分　玉蝴蝶四分

十九诊　二十四日

虚热较淡，咳呛较稀，痰浊仍不能爽咯，胸中微闷，舌淡黄，大便未行，小溲通利，脉数不净。大病元虚，当此溽暑不易迅复，能得坐定，便可日臻坦途。

西洋参二钱半　大生地一两　海浮石七钱　夜交藤四钱
北沙参四钱　大熟地一两如上法　淡竹叶二钱半　飞滑石四钱
麦冬三钱　生龟板一两　生草梢七分　硃灯芯四分
川贝四钱　生鳖甲一两　通草一钱　玉蝴蝶四分

二十诊　二十五日

大病之后，值此暑气酷烈，虚热虚阳不潜，咳痰有时爽利，小溲短少，大便四五日未行，脉状仍数，空嘈嗜食，夜寐尚安。再当和养阴分，清热化痰，以冀日臻起色而杜风波。

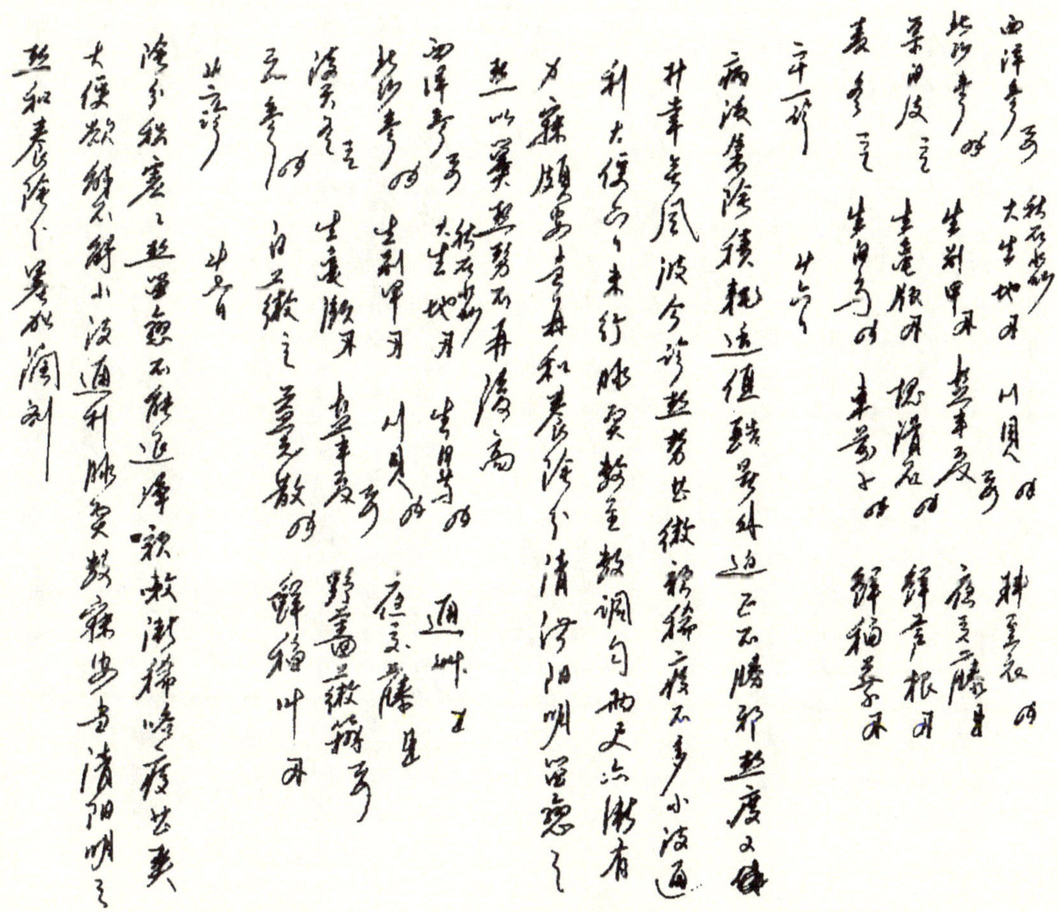

西洋参二钱半　大生地一两，秋石水炒　川贝四钱　料豆衣四钱　北沙参四钱　生鳖甲一两　盐半夏二钱半　夜交藤五钱　桑白皮三钱　生龟板一两　飞滑石四钱　鲜芦根一两　麦冬三钱　生白芍四钱　车前子四钱　鲜稻叶一两

二十一诊　二十六日

病后气阴积耗，适值酷暑外迫，正不胜邪，热度又升，幸无风波。今诊热势甚微，咳稀痰不多，小溲通利，大便六日未行，脉软数至数调匀，两尺亦渐有力，寐颇安。当再和养阴分，清泄阳明留恋之热，以冀热势不再复高。

西洋参二钱半　大生地一两，秋石水炒　生白芍四钱　通草一钱　北沙参四钱　生鳖甲一两　川贝四钱　夜交藤五钱　淡天冬三钱　生龟板一两　盐半夏二钱半　野蔷薇瓣二钱半　元参四钱　白薇三钱　益元散四钱　鲜稻叶一两

二十二诊　二十七日

阴分积虚虚热留恋，不能退净，咳嗽渐稀咯痰甚爽，大便欲解不解，小溲通利，脉软数，寐安。当清阳明之热，和养阴分，略加润剂。

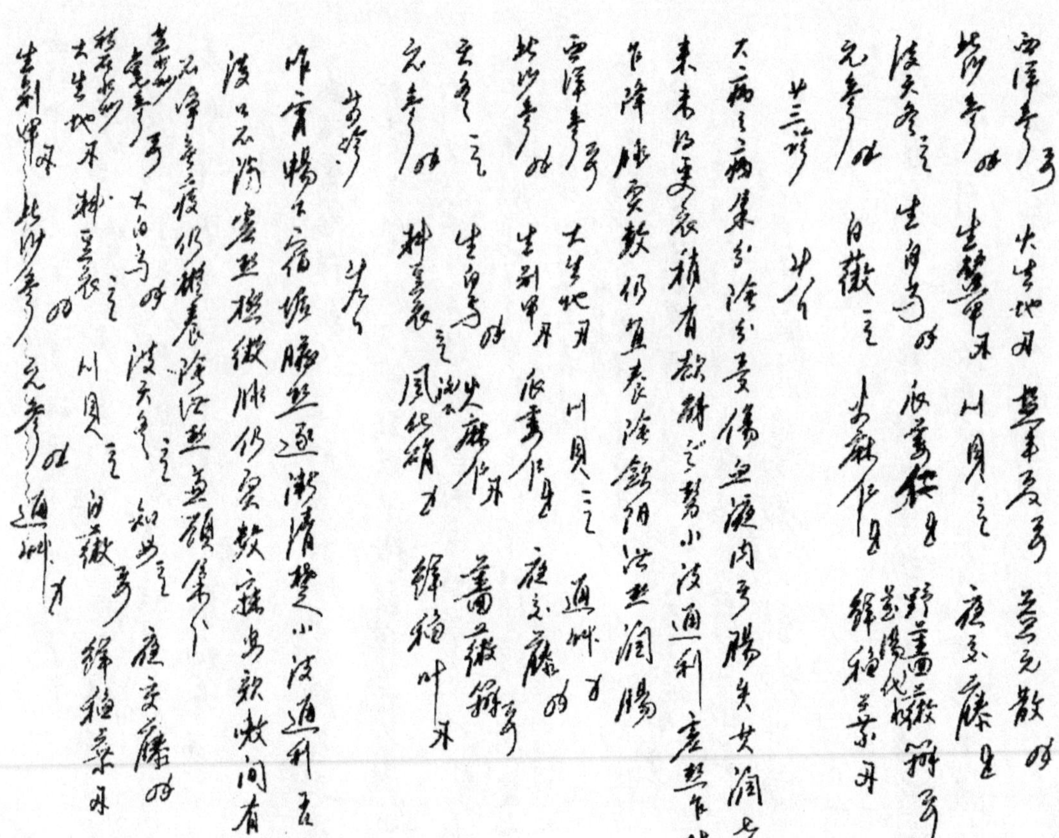

西洋参二钱半　大生地一两　盐半夏三钱　益元散四钱　北沙参四钱　生鳖甲一两　川贝三钱　夜交藤五钱　淡天冬三钱　生白芍四钱　瓜蒌仁五钱　野蔷薇瓣二钱半　元参四钱　白薇三钱　火麻仁五钱　鲜稻叶一两，煎汤代水

二十三诊　二十八日

大病久病气分阴分受伤，血液内亏，肠失其润，七日来未得更衣，稍有欲解之势，小溲通利，虚热乍升乍降，脉软数。仍宜养阴敛阳，泄热润肠。

西洋参二钱半　大生地一两　川贝三钱　通草一钱

北沙参四钱　生鳖甲一两　瓜蒌仁五钱　夜交藤四钱　天冬三钱　生白芍四钱　火麻仁一两　蔷薇瓣二钱半　元参四钱　料豆衣三钱　风化硝一钱，后下　鲜稻叶一两

二十四诊　二十九日

昨宵畅下宿垢，腑热逐渐清楚，小溲通利，舌质淡，口不渴，虚热极微，脉仍软数，寐安，咳嗽间有一二不净，无痰。仍拟养阴泄热，兼顾气分。

党参二钱半，盐水炒　大白芍四钱　淡天冬三钱

知母三钱　夜交藤四钱

大生地一两，秋石水炒　料豆衣三钱　川贝三钱　白薇二钱半　鲜稻叶一两　生鳖甲一两　北沙参四钱　元参四钱　通草一钱

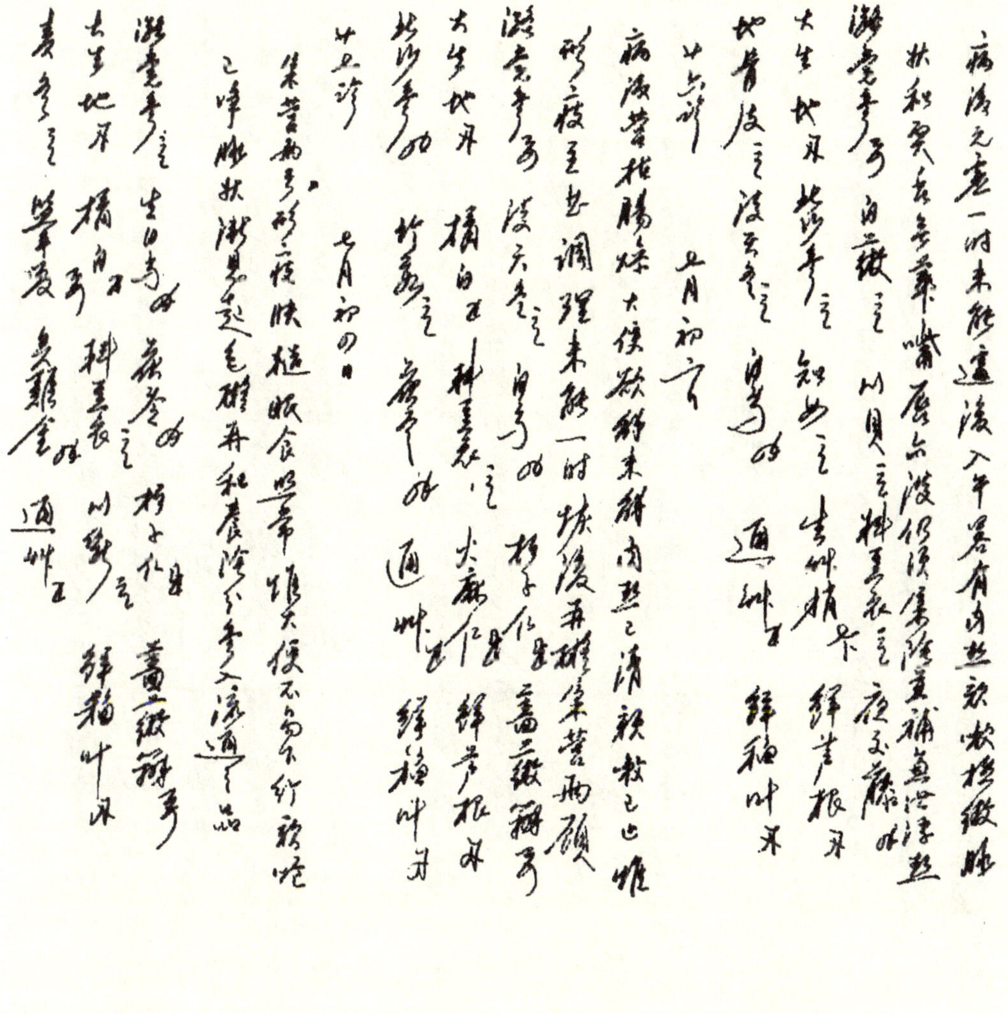

二十五诊　六月三十日

病后元虚一时未能遽复，入午略有内热，咳嗽极微，脉状和软，舌无华，嘴唇亦淡。仍须气阴并补，兼泄余热。

路党参二钱半　白薇三钱　川贝三钱　料豆衣三钱　夜交藤四钱　大生地一两　北沙参三钱　知母三钱　生草梢七分　鲜芦根一两　地骨皮三钱　淡天冬三钱　白芍四钱　通草一钱　鲜稻叶一两

二十六诊　七月初二日

病后营枯肠燥，大便欲解未解，内热已清，咳嗽已止，惟形瘦至甚，调理未能一时恢复。再拟气营两顾。

路党参二钱半　淡天冬三钱　白芍四钱　柏子仁五钱　蔷薇瓣二钱半　大生地一两　橘白一钱　料豆衣三钱　火麻仁五钱　鲜芦根一两　北沙参四钱　竹茹三钱　茯苓四钱　通草一钱　鲜稻叶一两

二十七诊　七月初四日

气营两亏，形疲肤糙，眠食照常，惟大便不易下行，咳呛已净，脉状渐见起色。拟再和养阴气参入流通之品。

路党参三钱　生白芍四钱　茯苓四钱　柏子仁五钱　蔷薇瓣二钱半　大生地一两　橘白一钱　料豆衣三钱　川断三钱　鲜稻叶一两　麦冬三钱　制半夏二钱半　炙鸡金四钱　通草一钱

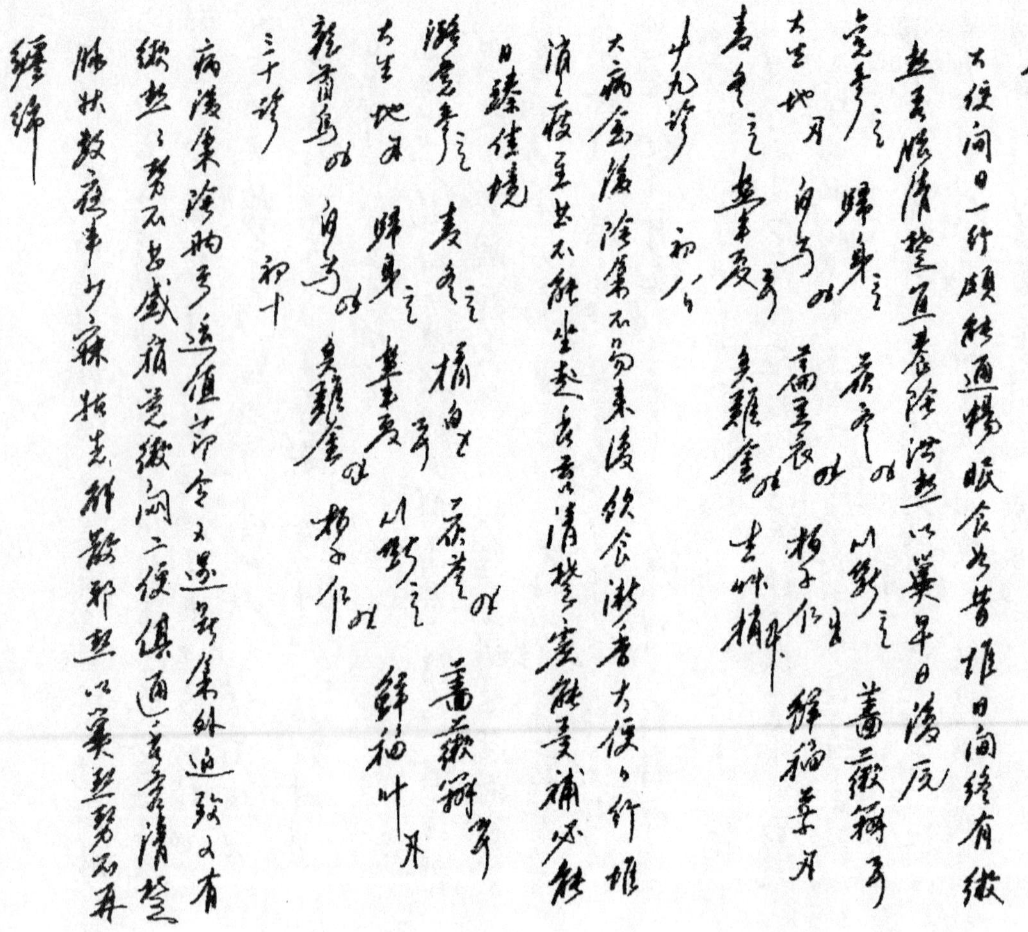

二十八诊　初六日

大便间日一行颇能通畅，眠食如昔，惟日间终有微热，舌苔清楚。宜养阴泄热，以冀早日复原。

党参三钱　归身三钱　茯苓四钱　川断三钱　蔷薇瓣二钱半　大生地一两　白芍四钱　扁豆衣四钱　柏子仁五钱　鲜稻叶一两　麦冬三钱　盐半夏二钱半　炙鸡金四钱　生草梢五分

二十九诊　初八日

大病愈后 阴气不易来复，饮食渐香，大便日行，惟消瘦至甚，不能坐起，舌苔清楚。虚能受补，必能日臻佳境。

潞党参三钱　麦冬三钱　橘白一钱　茯苓四钱　蔷薇瓣二钱半　大生地一两　归身三钱　盐半夏二钱半　川断三钱　鲜稻叶一两　干首乌四钱　白芍四钱　炙鸡金四钱　柏子仁四钱

三十诊　初十

病后气阴两亏，适值节令又遇暑气外迫，致又有微热，热势不甚盛，稍觉微闷，二便俱通，舌苔清楚，脉状数，夜半少寐。姑先解散邪热，以冀热势不再缠绵。

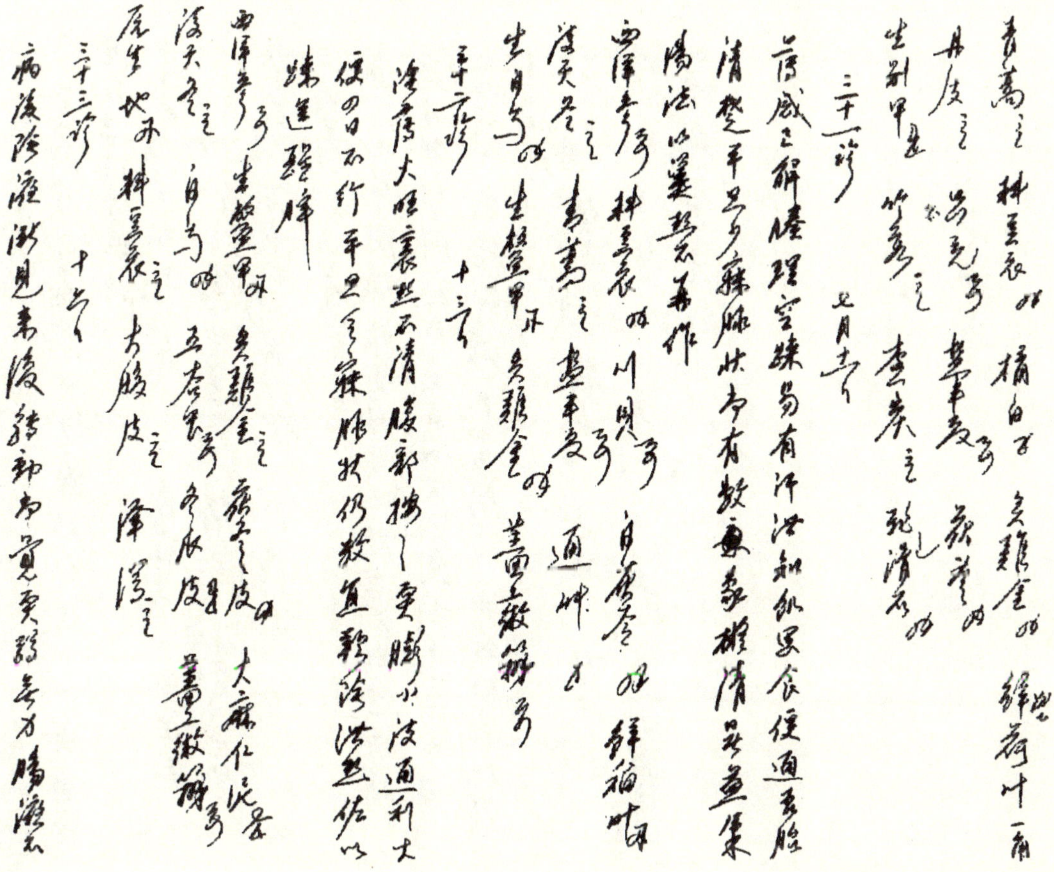

青蒿三钱　料豆衣四钱　橘白一钱　炙鸡金四钱　鲜荷叶一角，后下　丹皮三钱　枳壳二钱　盐半夏二钱半　茯苓四钱　生鳖甲五钱　竹茹三钱　查炭三钱　飞滑石四钱，包

三十一诊　七月十一日

虚感已解，腠理空疏，易有汗泄，知饥思食，便通，舌苔清楚，平旦少寐，脉状尚有数象。拟清暑益气汤法以冀热不再作。

西洋参二钱半　料豆衣四钱　川贝二钱半　白茯苓四钱　鲜稻叶一两　淡天冬三钱　青蒿三钱　盐半夏二钱半　通草一钱　生白芍四钱　生鳖甲一两　炙鸡金四钱　蔷薇瓣二钱半

三十二诊　十三日

阴虚火旺，里热不清，腹部按之实膨，小溲通利，大便四日不行，平旦乏寐，脉状仍数。宜养阴泄热，佐以疏运醒脾。

西洋参二钱半　生鳖甲一两　炙鸡金三钱　茯苓皮四钱　火麻仁泥七钱　淡天冬三钱　白芍四钱　五谷虫二钱半　冬瓜皮五钱　蔷薇瓣二钱半　原生地一两　料豆衣三钱　大腹皮三钱　泽泻三钱

三十三诊　十六日

病后阴液渐见来复，能动尚觉软弱无力，肠液不

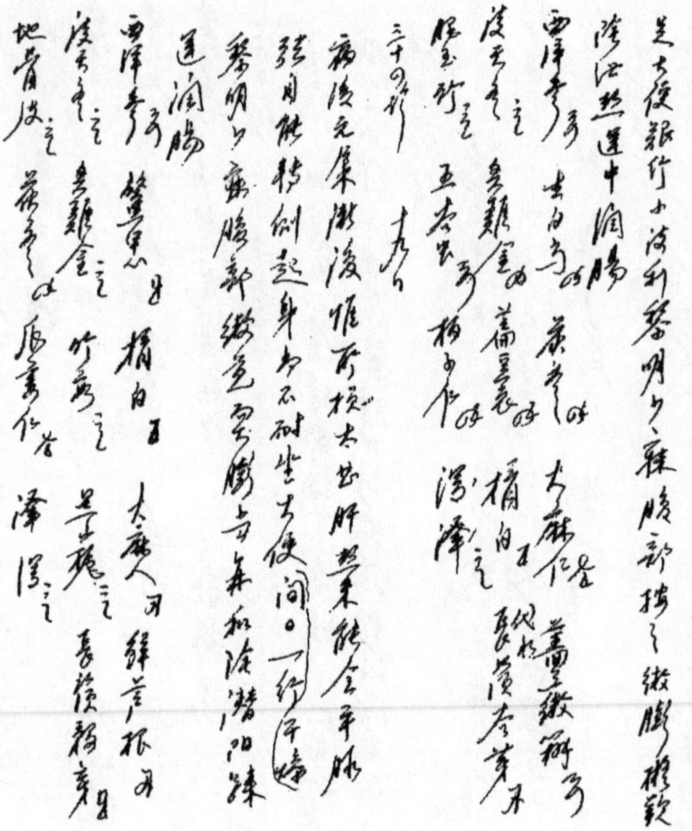

足，大便艰行，小溲利，黎明少寐，腹部按之微膨。拟养阴泄热，运中润肠。

西洋参二钱半　生白芍四钱　茯苓四钱　火麻仁七钱　蔷薇瓣二钱半　淡天冬三钱　炙鸡金四钱　扁豆衣四钱　橘白一钱　长须谷芽一两，代水　肥玉竹三钱　五谷虫二钱半　柏子仁四钱　泽泻三钱

三十四诊　十九日

病后元气渐复，惟所损太甚，肝热未能全平，脉弦，自能转侧，起身尚不耐坐，大便干燥，间日一行，黎明少寐，腹部微觉软膨。当再和阴潜阳，疏运润肠。

西洋参二钱半　鳖甲五钱　橘白一钱　火麻仁一两　鲜芦根一两　淡天冬三钱　炙鸡金三钱　竹茹三钱　黑山栀三钱　长须谷芽五钱　地骨皮三钱　茯苓四钱　瓜蒌仁七钱　泽泻三钱

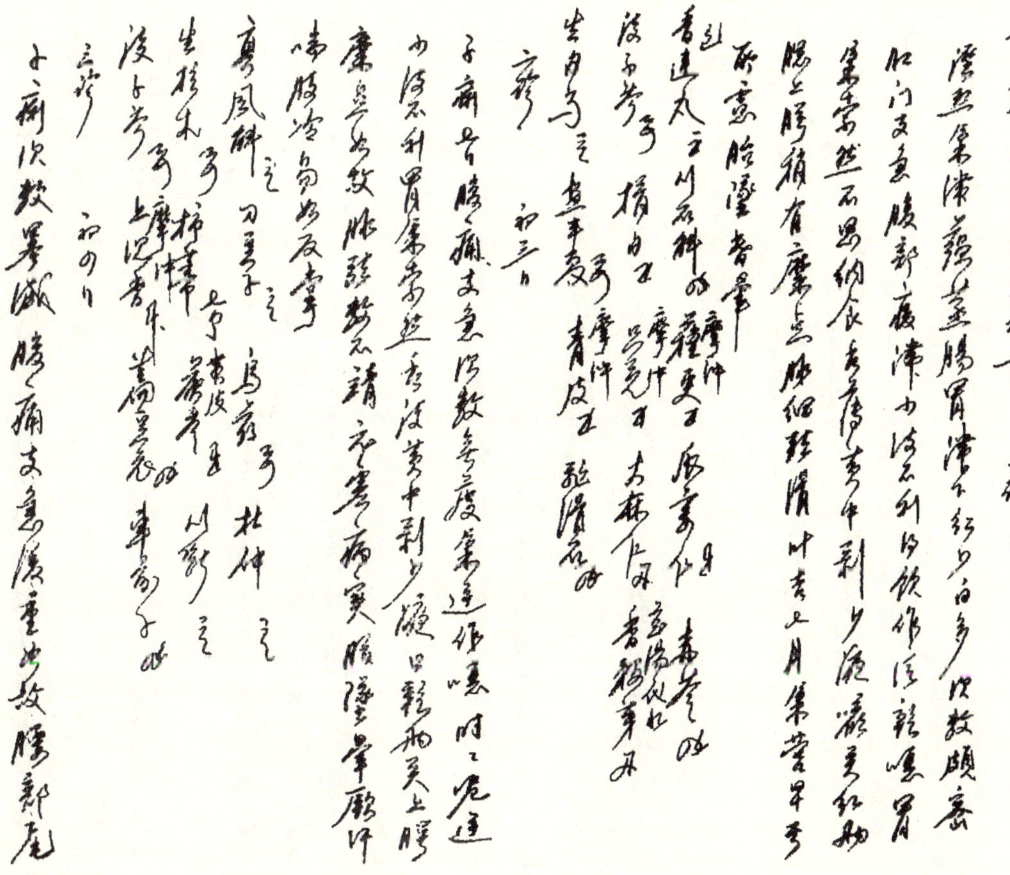

李少太太　噤口痢案　叶家灵

十月初二日　一诊

湿热气滞蕴蒸肠胃，滞下红少白多，次数颇密，肛门支急，腹部痠滞，小溲不利，得饮作泛，干噁，胃气索然，不思纳食，舌薄黄中剥少液，喉关红，两腮上腭稍有糜点，脉细弦滑。叶吉七月，气营早亏，所虑胎坠昏晕。

香连丸二钱，包　川石斛四钱　苏梗一钱，摩冲

瓜蒌仁五钱　赤苓四钱　淡子芩二钱半　橘白一钱

枳壳一钱，摩冲　火麻仁一两　香谷芽一两，煎汤代水

生白芍三钱　盐半夏二钱半　青皮一钱，摩冲

飞滑石四钱

二诊　初三日

子痢七日，腹痛支急，次数无度，气逆作噁，时时呃逆，小溲不利，胃气索然，舌淡黄中剥少液，口干，两关上腭糜点如故，脉弦数不靖。元虚病实，胎坠、晕厥、汗喘、肢冷，易如反掌。

真风斛三钱　刀豆子三钱　乌药二钱半　杜仲三钱

生于术二钱半　柿蒂七个　茯苓五钱，带皮　川断三钱

淡子芩二钱半　上沉香五分，磨冲　扁豆衣四钱

车前子四钱

三诊　初四日

子痢次数略减，腹痛支急后重如故，腰部尾

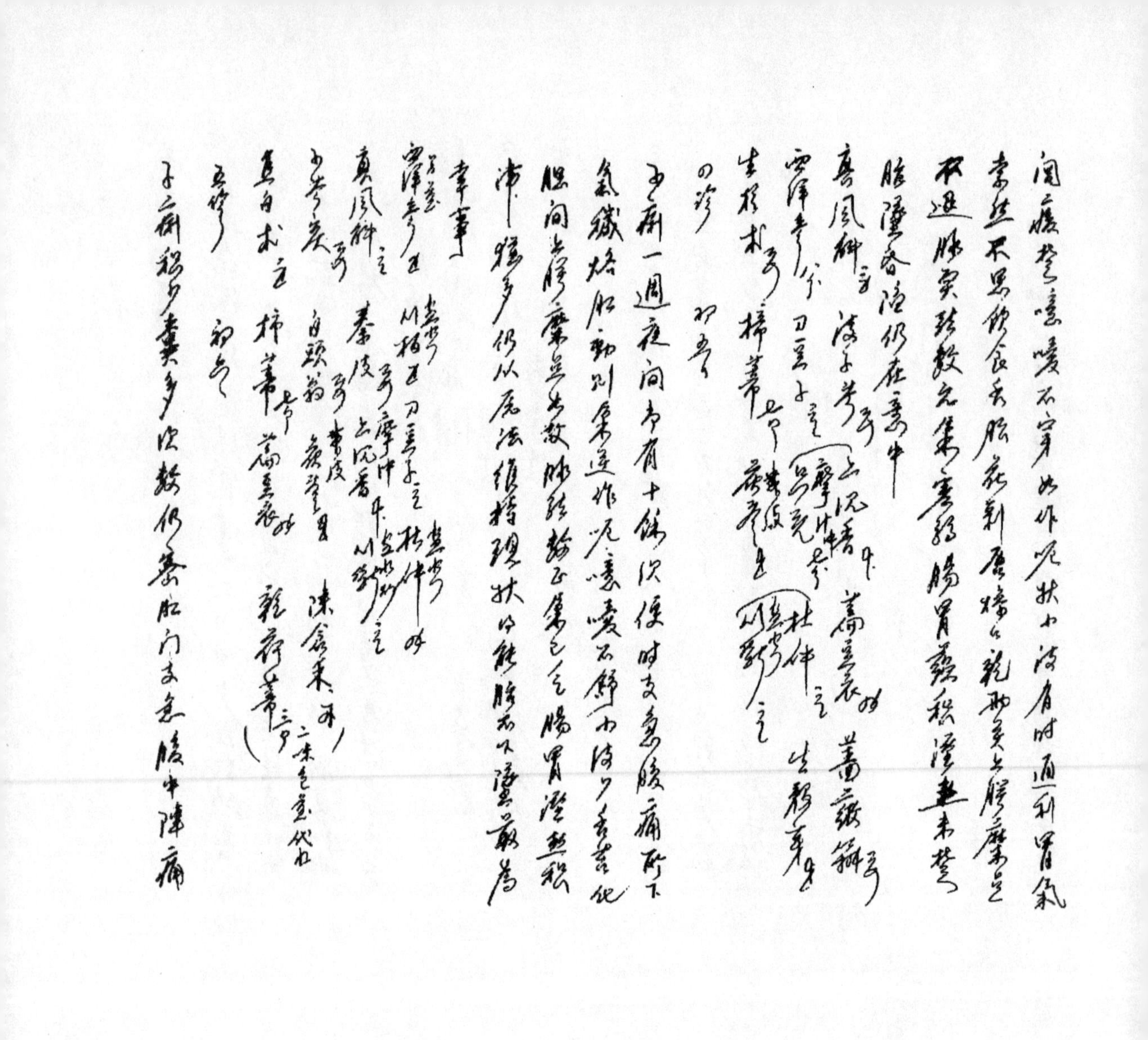

间酸楚，噫嗳不穿如作呃状，小溲有时通利，胃气索然，不思饮食，舌苔花剥，唇燥口干，两关上腭糜点不退，脉实弦数。元气虚弱，肠胃蕴积湿热未楚，胎坠昏陷仍在意中。

真风斛三钱　淡子芩二钱半　上沉香五分　扁豆衣四钱　蔷薇瓣二钱半
西洋参八分　刀豆子三钱　枳壳七分，摩汁冲　杜仲三钱，盐水炒　生谷芽五钱
生于术二钱半　柿蒂七个　茯苓五钱，带皮　川断三钱，盐水炒

四诊　初五日

子痢一周，夜间尚有十余次，便时支急腹痛，所下气秽烙肛，动则气逆作呃，噫嗳不舒，小溲少，舌苔化，腮间上腭糜点如故，脉弦数，正气已乏，肠胃湿热积滞犹多，仍从原法维持现状，得能胎不下坠最为幸事。

西洋参一钱，另煎　川柏一钱，盐水炒　刀豆子三钱　杜仲四钱，盐水炒
真风斛三钱　秦皮二钱半　上沉香五分，摩冲　川断三钱，盐水炒
子芩炭二钱半　白头翁二钱半　茯苓五钱，带皮　陈仓米一两
焦白术二钱　柿蒂七个　扁豆衣四钱　干荷蒂三个，二味包煎代水

五诊　初六

子痢积少粪多，次数仍密，肛门支急，腹中阵痛，

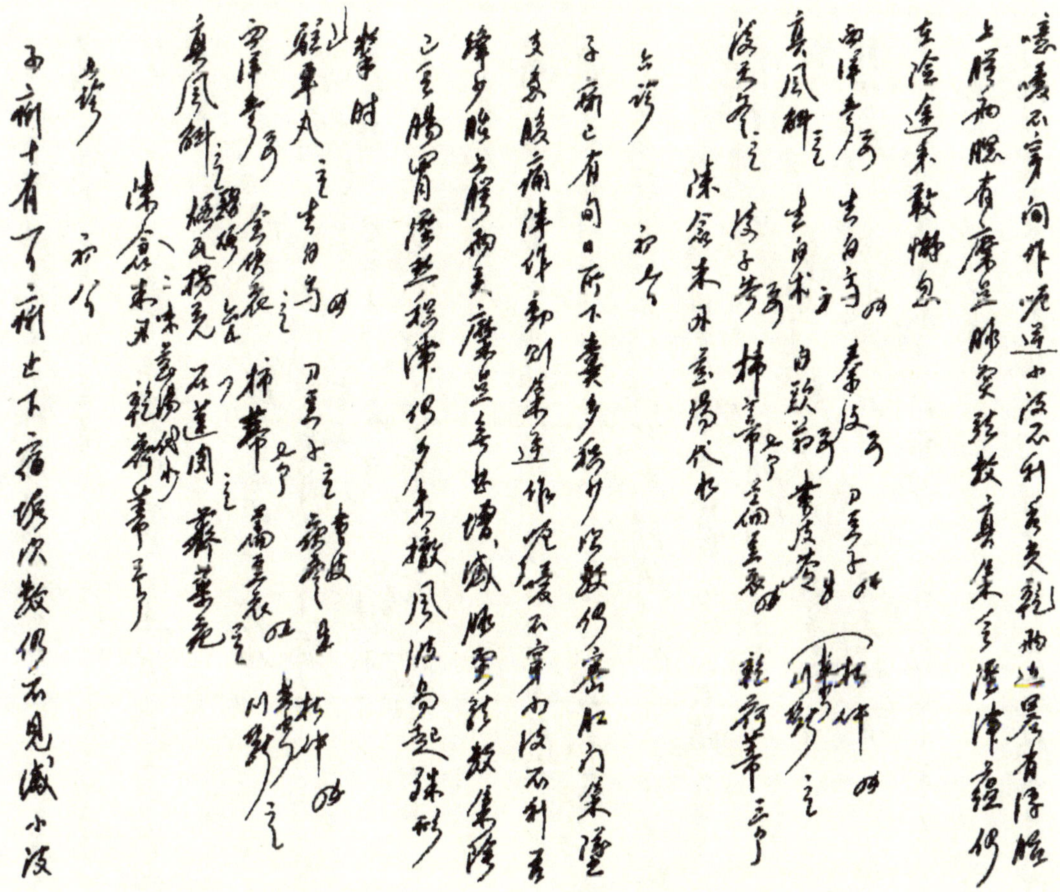

噫嗳不穿，间作呃逆，小溲不利，舌尖干两边略有浮胎，上腭两腮有糜点，脉软弦数。真气乏湿滞蕴，仍在险途，未敢懈忽。

西洋参二钱半　生白芍四钱　秦皮二钱半　刀豆子四钱　杜仲四钱　真风斛三钱　生白术二钱　白头翁二钱半　带皮苓五钱　川断三钱，盐水炒　淡天冬三钱　淡子芩二钱半　柿蒂七个　扁豆衣四钱　干荷蒂三个　陈仓米一两，煎汤代水

六诊　初七日

子痢已有旬日，所下粪多积少，次数仍密，肛门气坠，支急腹痛阵作，动则气逆，作呃嗳不穿，小溲不利，舌绛少苔，上腭两关糜点无甚增减，脉软弦数。气阴已乏，肠胃湿热积滞仍多未撤，风波易起，殊形掣肘。

驻车丸三钱，包　生白芍四钱　刀豆子三钱　茯苓五钱，带皮　杜仲四钱　西洋参二钱半　全伏花三钱　柿蒂七个　扁豆衣四钱　川断三钱，盐水炒　真风斛三钱　煅瓦楞壳六钱，醋　石莲肉三钱，炒　荠菜花三钱　陈仓米一两　干荷蒂三个，二味煎汤代水

七诊　初八日

子痢十有一日，痢止，下宿垢次数仍不见减，小溲

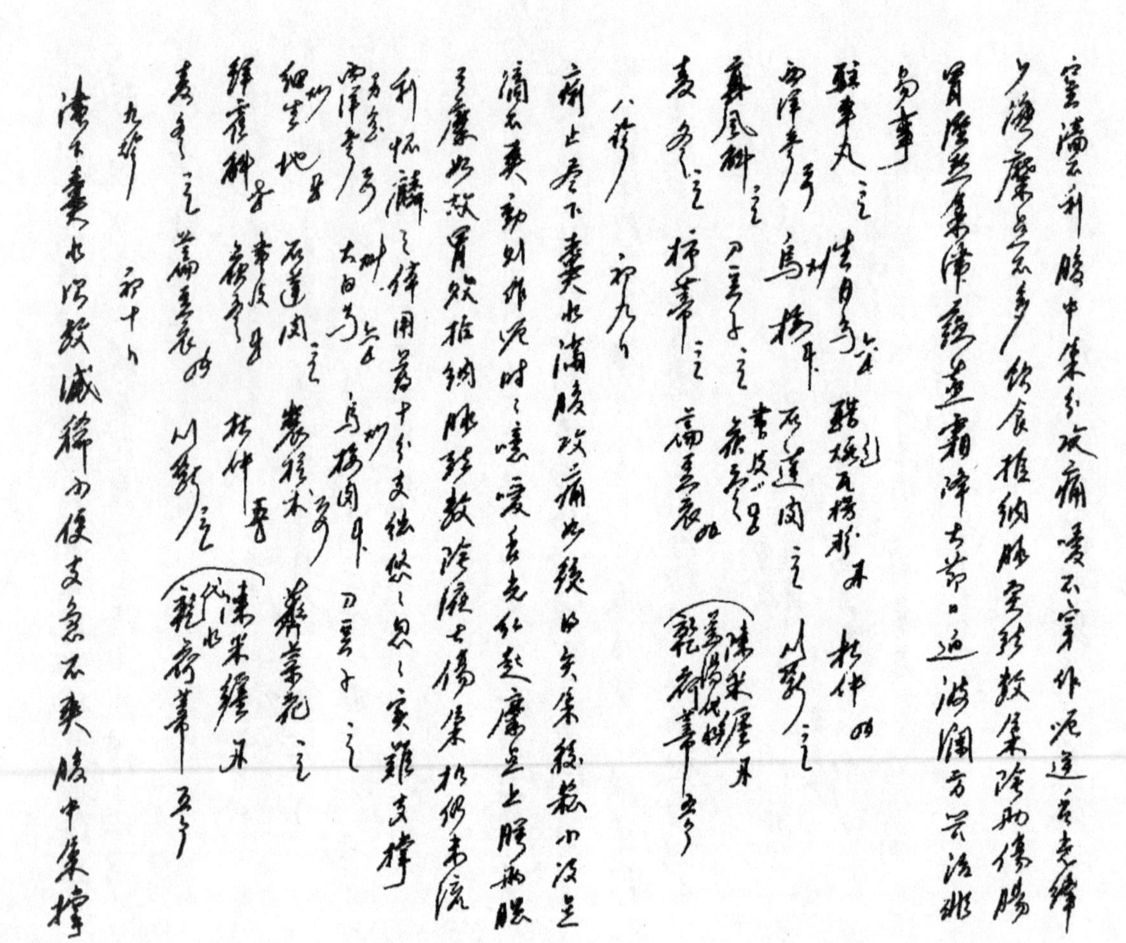

窒涩不利，腹中气分攻痛，嗳不穿作呃逆。舌光绛少液糜点不多，饮食拒纳，脉软弦数。气阴两伤，肠胃湿热气滞蕴蒸，霜降大节日迫，波澜方兴，治非易事。

驻车丸三钱　生白芍六钱　醋煅瓦楞粉一两，包　杜仲四钱
西洋参二钱半　乌梅五分，炒　石莲肉三钱　川断三钱
真风斛三钱　刀豆子三钱　茯苓五钱，带皮　陈仓米一两
麦冬三钱　柿蒂三钱　扁豆衣四钱　千荷蒂五个，煎汤代水

八诊　初九日

痢止尽下粪水，满腹攻痛如绞，得矢气较松，小溲点滴不爽，动则作呃，时时噫嗳，舌光红起糜点，上腭两腮点糜如故，胃败拒纳，脉弦数。阴液大伤，气机仍未流利，怀麟之体用药十分支绌，悠悠忽忽实难支撑。

西洋参二钱半，另煎　大白芍六钱，炒　乌梅肉五分，炒　刀豆子三钱
细生地五钱，炒　石莲肉三钱　制于术二钱半　荠菜花三钱
鲜霍斛七钱　茯苓五钱，带皮　杜仲五钱　陈仓米一两
麦冬三钱　扁豆衣四钱　川断三钱　千荷蒂五个，代水

九诊　初十日

滞下粪水次数减稀，小便支急不爽，腹中气撑

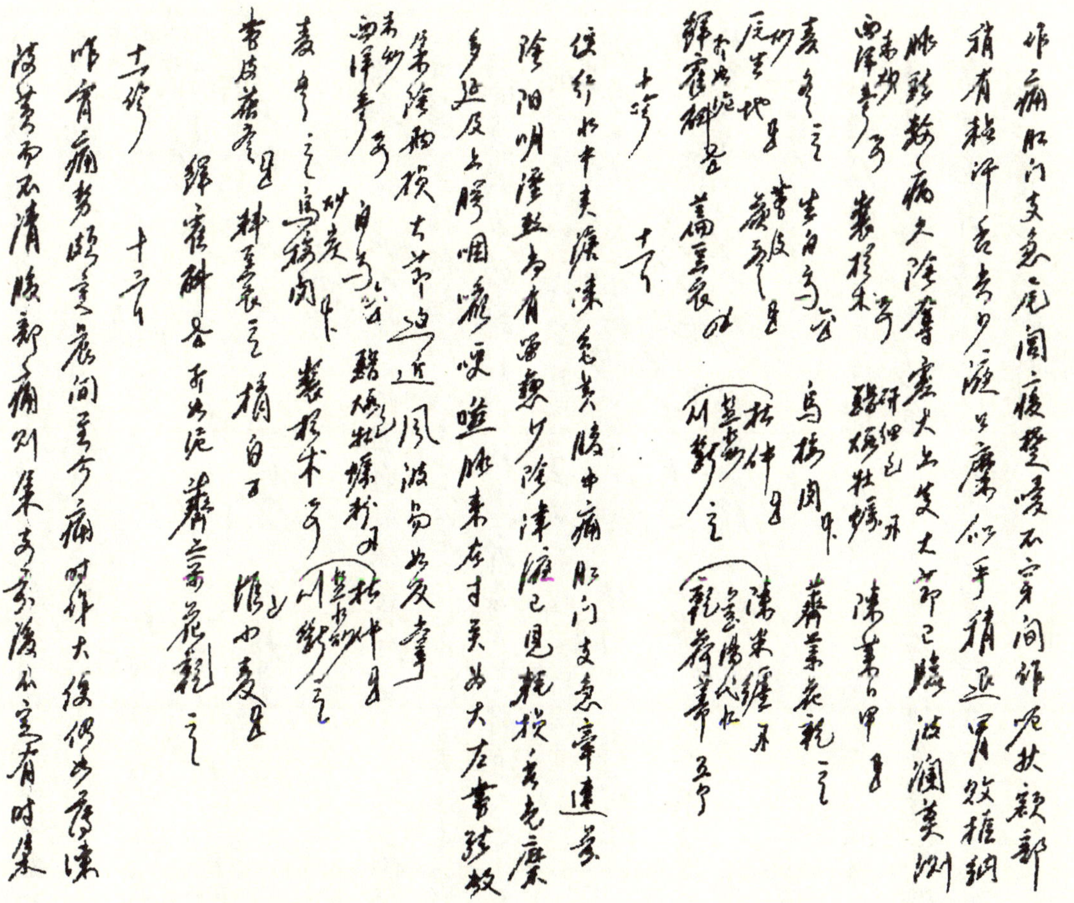

作痛，肛门支急，尾闾酸楚，嗳不穿间作呃状，额部稍有黏汗，舌尖少液，口糜似乎稍退，胃败拒纳，脉弦数。病久阴夺，虚火上炎，大节已临，波澜莫测。

西洋参二钱半，米炒　制于术二钱　醋煅牡蛎一两，研细包　陈莱卜甲五钱

麦冬三钱　生白芍六钱　乌梅肉五分　荠菜花干三钱

原生地五钱，炒　茯苓五钱，带皮　杜仲五钱　陈米缠一两

鲜霍斛七钱，打如泥　扁豆衣四钱　川断三钱，盐水炒　干荷蒂五个，煎汤代水

十诊　十一日

便行水中夹溏冻，色黄，腹中痛，肛门支急牵连前阴。阳明湿热尚有留恋，少阴津液已见耗损。舌光糜多延及上腭，咽喉哽嗌，脉来右寸关为大，左带弦数。气阴两损，大节迫近，风波易如反掌。

西洋参二钱半，米炒　白芍六钱　醋煅牡蛎粉一两，包　杜仲五钱

麦冬三钱　乌梅肉五分，炒炭　制于术二钱半　川断三钱，盐水炒

带皮茯苓五钱　料豆衣三钱　橘白一钱　淮小麦五钱，包

鲜霍斛七钱，打如泥　荠菜花干三钱

十一诊　十二日

昨宵痛势颇定，晨间至今痛时作，大便仍如薄冻，溲黄而不清，腹部痛则气支，前后不定，有时气

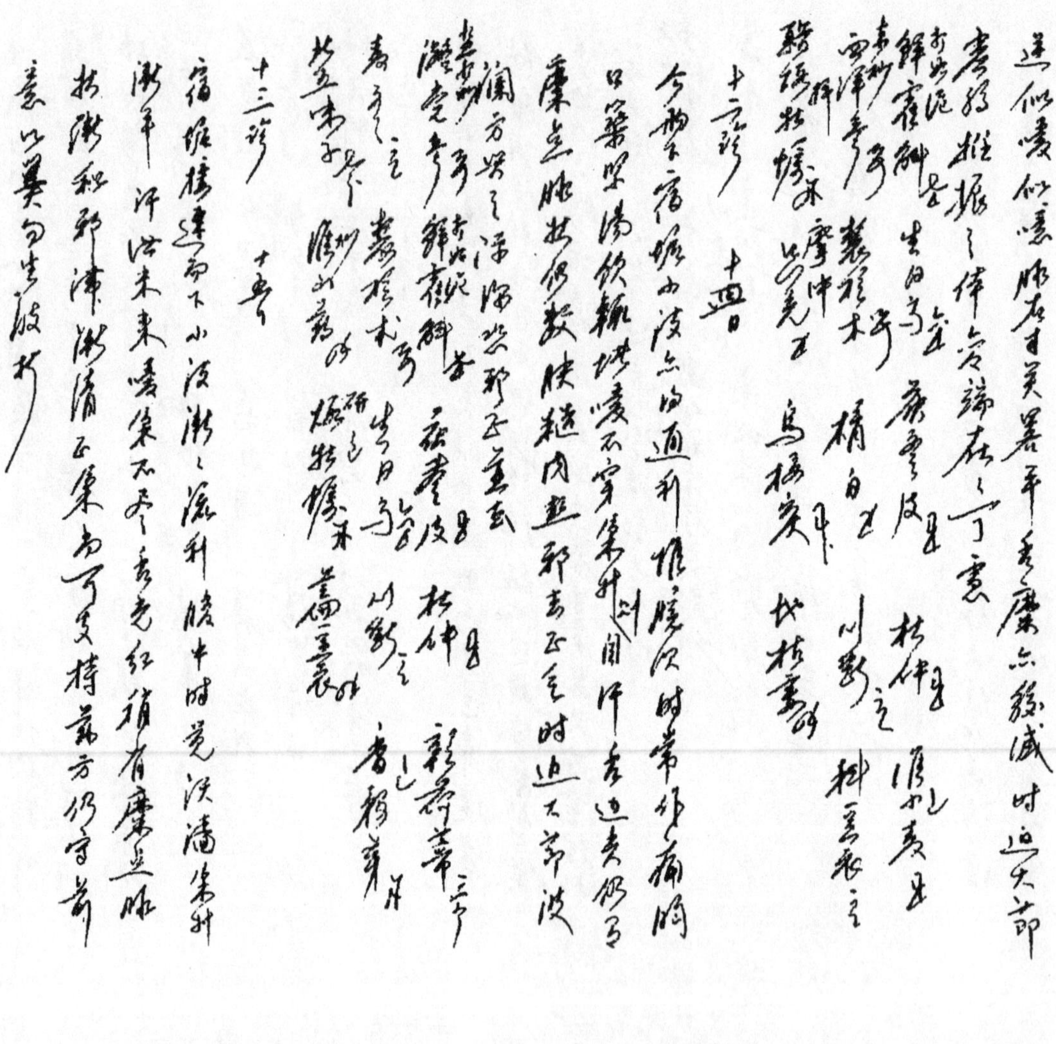

逆似嗳似噫，脉右寸关略平，舌糜亦较减。时迫大节，虚弱妊娠之体，变端在在可虑。

鲜霍斛七钱，打如泥　生白芍六钱　茯苓皮五钱　杜仲五钱　淮小麦五钱，包　西洋参二钱，半米炒　制于术二钱半　橘白一钱　川断三钱　料豆衣三钱　醋煅牡蛎一两，杵　枳壳一钱，摩冲　乌梅炭五分　地枯萎四钱

十二诊　十四日

今两下宿垢，小溲亦得通利，惟脘次时常作痛，胸口筑紧，汤饮辄堵，嗳不穿，气升则自汗，舌边尖仍有糜点，脉状仍数。肤糙内热，邪去正乏，时迫大节，波澜方兴之际，深恐邪正并去。

潞党参二钱半，盐水炒　鲜霍斛七钱，打如泥　茯苓皮五钱　杜仲五钱　干荷蒂三个　麦冬三钱　制于术二钱半　生白芍六钱　川断三钱　香谷芽一两，包　北五味子七分　怀山药四钱，炒　煅牡蛎一两，研包　扁豆衣四钱

十三诊　十五日

宿垢接连而下，小溲渐渐流利，腹中时觉沃涩，气升渐平，汗泄未来，嗳气不尽，舌光红稍有糜点，脉状渐和。邪滞渐清，正气尚可支持，兹方仍可守前意，以冀勿生波折。

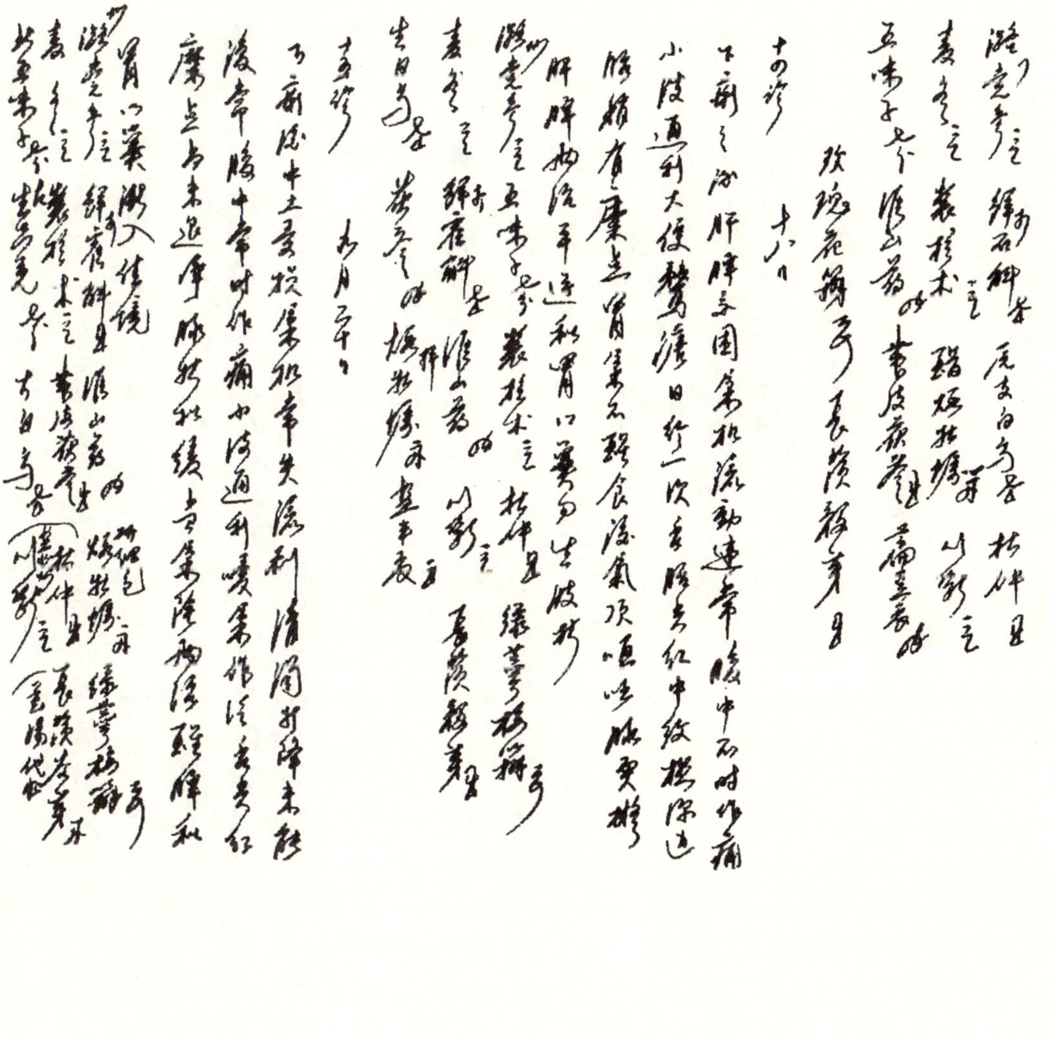

炒潞党参三钱　鲜石斛七钱，打　原支白芍七钱　杜仲五钱　麦冬三钱　制于术三钱　醋煅牡蛎一两　川断三钱　五味子七分　怀山药四钱　带皮茯苓五钱　扁豆衣四钱　玫瑰花瓣二钱半　长须谷芽五钱

十四诊　十八日

下痢之后肝脾交困，气机流动违常，腹中不时作痛，小溲通利，大便鹜溏，日行一次，舌苔尖红中纹极深，边苔稍有糜点，胃气不醒，食后气顶呕吐，脉软。拟肝脾两治，平逆和胃，以冀勿生波折。

炒潞党参三钱　五味子七分　制于术三钱　杜仲五钱　绿萼梅瓣二钱半　麦冬三钱　鲜霍斛七钱，打　怀山药四钱　川断三钱　长须谷芽五钱　生白芍七钱　茯苓四钱　煅牡蛎二两，杵　盐半夏二钱

十五诊　九月二十日

下痢后中土受损，气机常失流利，清浊升降未能复常，腹中常时作痛，小溲通利，嗳气作泛，舌尖红糜点尚未退净，脉状和缓。当气阴两治，醒脾和胃，以冀渐入佳境。

炒潞党参三钱　鲜霍斛五钱，打　怀山药四钱　煅牡蛎研细包，二两　绿萼梅瓣二钱半　麦冬三钱　制于术三钱　带皮茯苓五钱　杜仲五钱　长须谷芽一两煎，汤代水　北五味子七分　生枳壳七分　大白芍七钱　川断三钱，盐水炒

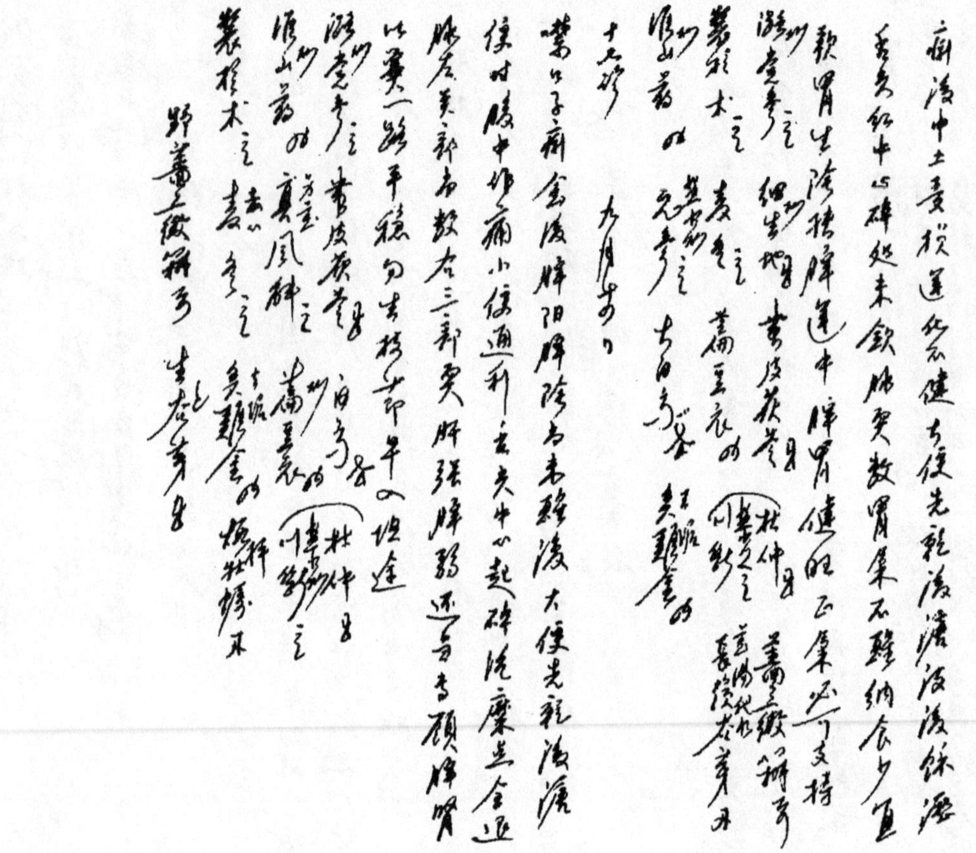

十六诊　二十二日

痢后中土受损，运化不健，大便先干后溏，溲后余沥，舌尖红中心碎处未敛，脉软数，胃气不醒，纳食少。宜养胃生阴扶脾运中，脾胃健旺，正气必可支持。

潞党参三钱　细生地五钱　带皮茯苓五钱　（杜仲五钱　川断三钱，盐水炒）　蔷薇瓣二钱半
制于术三钱　麦冬三钱　扁豆衣四钱
长须谷芽一两，煎汤代水　怀山药四钱，炒　元参三钱，盐水炒
大白芍七钱　炙鸡金四钱，去垢

十七诊　九月二十四日

噤口子痢愈后，脾阳脾阴尚未醒复，大便先干后溏，便时腹中作痛，小溲通利，舌尖中心起碎泡，糜点全退，脉左关部尚数，右三部软，肝强脾弱。还当专顾脾肾，以冀一路平稳，勿生枝节，早入坦途。

潞党参三钱，炒　带皮茯苓五钱　白芍七钱　（杜仲五钱　川断三钱，盐水炒）
怀山药四钱，炒　真风斛三钱，另煎　扁豆衣四钱，炒
制于术三钱　麦冬三钱，去心　炙鸡金四钱，去垢
煅牡蛎一两，杵　野蔷薇瓣二钱半　生谷芽五钱，包

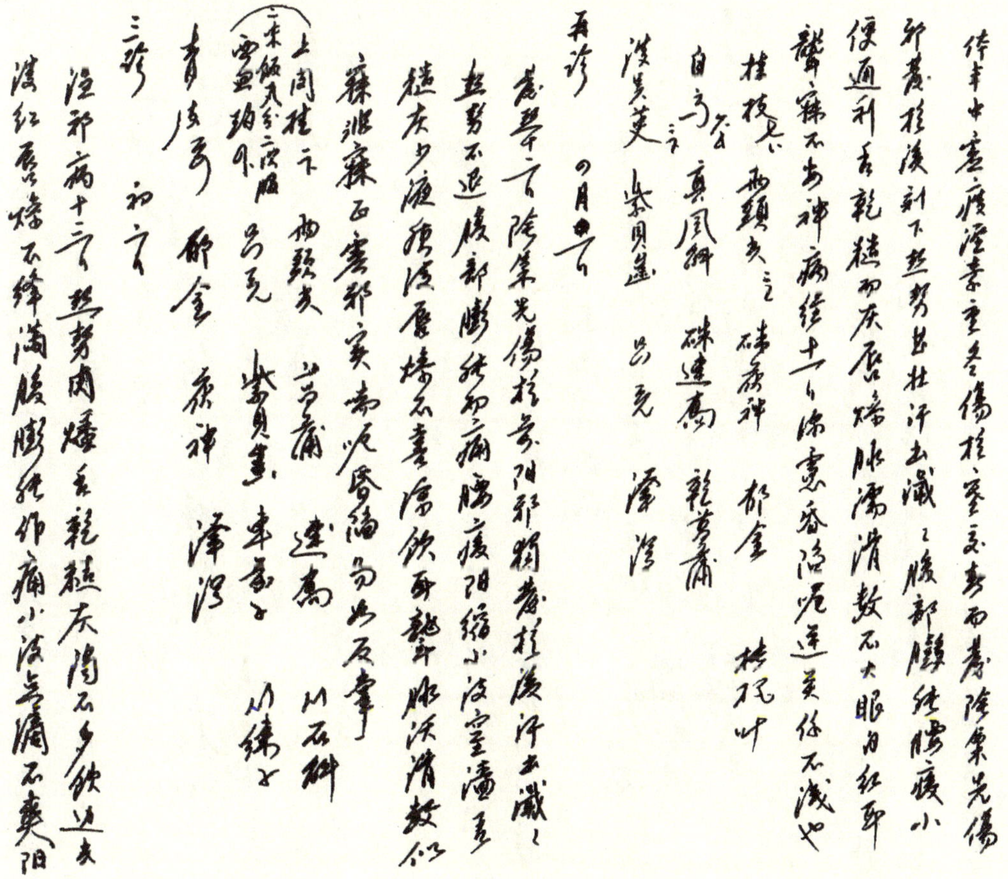

金藻翁　温邪夹湿案　严牙前

三月三十日

体丰中虚痰湿素重，冬伤于寒交春而发，阴气先伤，邪发于后，刻下热势甚壮，汗出濈濈，腹部膨胀，腰痠，小便通利，舌干燥而灰，唇燥，脉濡滑数不大，眼白红，耳聋，寐不安神。病经十一日，深虑，昏陷呃逆，关系不浅也。

桂枝七分　两头尖三钱　硃茯神　郁金　枇杷叶
白芍六钱　真风斛　硃连翘　干菖蒲
淡吴萸三分　紫贝齿　枳壳　泽泻

再诊　四月一日

发热十二日，阴气先伤于前，阳邪独发于后，汗出濈濈热势不退，腹部膨胀而痛，腰痠阳缩，小溲窒涩，舌糙灰少液质淡，唇燥，不喜凉饮，耳聋，脉沃滑数，似寐非寐，正虚邪实，喘呃昏陷易如反掌。

上肉桂二分　两头尖　菖蒲　连翘　川石斛
西血珀四分，二味饭丸，分二次服　枳壳　紫贝齿　车前子　川楝子　青皮二钱半　郁金　茯神　泽泻

三诊　初二日

温邪病十三日，热势内燔，舌干糙灰，渴不多饮，边尖淡红，唇燥不绛，满腹膨胀作痛，小溲点滴不爽，阳

缩，遍体疼痛，躁而无寐，汗泄略少，耳聋，脉弦数滑，不大，阴气先伤，邪菀不达，昏喘呃逆，内闭外脱，正在出入险津，危急不可言喻。

上肉桂末二分 大生地六钱，生姜汁炒 延胡索二钱半 砵茯神五钱 连翘三钱
西血珀末七分，二味饭丸 淡吴萸二分 两头尖二钱半 车前子五钱 蟋蟀干七只
熟附片三分 川楝子二钱 紫贝齿二两 滑石五钱，

四诊 初三日

病经两候，热势不退，阴液受伤，舌糙燥质稍红，唇燥不焦，满腹膨胀，遍体疼痛，腑气不行，小溲点滴不利，耳聋，脉软滑数，病情正在险关，深恐内闭外脱，不得不守定前意，为背城借一之计。

西血珀末七分 熟附片四分 延胡索三钱 槟榔三钱五分 硃拌茯神六钱
上肉桂末四分，二味饭丸 淡吴萸三分 两头尖三钱 车前子一两，包 硃拌连翘三钱
大生地一两，生姜汁炒 川楝子三钱 生枳实二钱半 泽泻三钱 桑枝一两，酒炒

五诊 初四日

病经半月始诊，腰痛腹痛，阳缩多汗，目白红火升，脉不大，一派阴症见象，用阳药以救阴，连进四剂，幸无复初。刻下腰痛腹痛及火升自汗均已得愈，无如真阴大乏，胃液受耗，舌津不回，口中干糙，汤水不能多饮，小溲

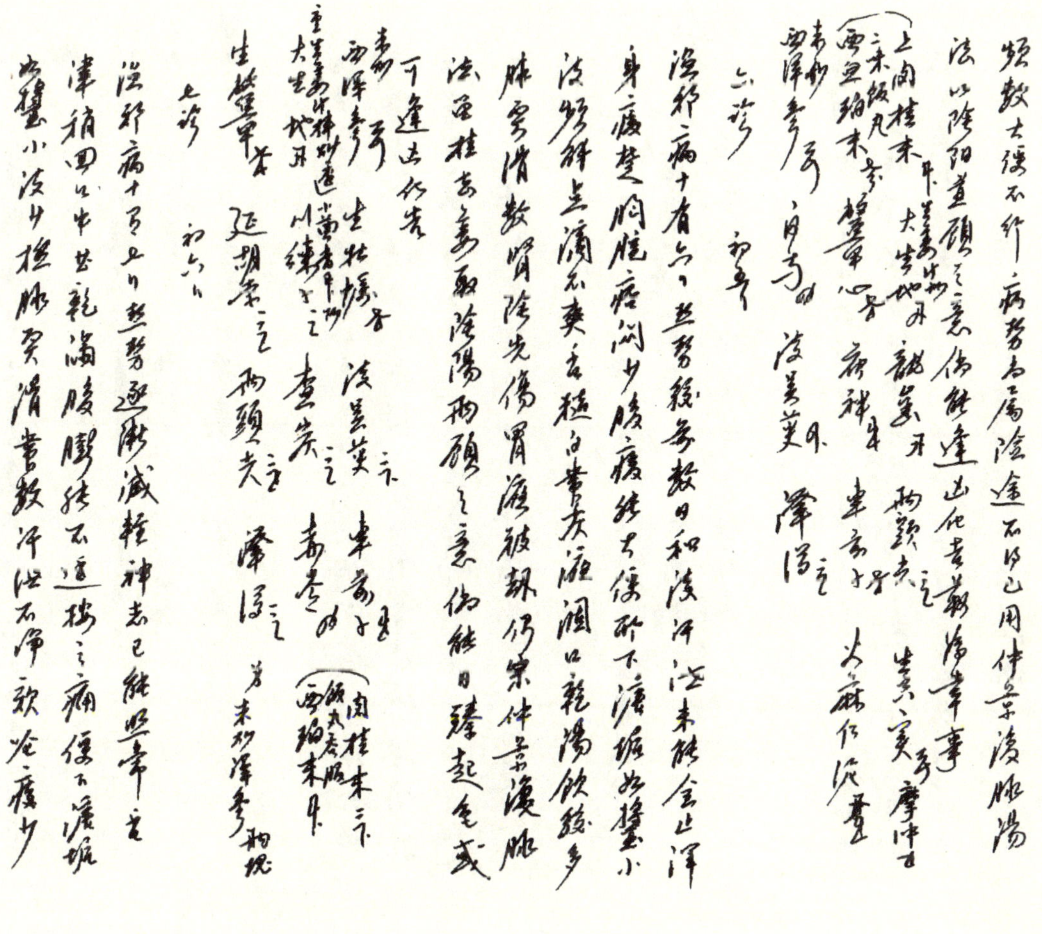

频数，大便不行，病势尚属险途，不得已用仲景复脉汤，法以阴阳并顾之意，倘能逢凶化吉最为幸事。

上肉桂末四分　大生地一两，生姜汁炒　龙齿一两　两头尖三钱　生枳实二钱，摩冲
西血珀末七分，二味饭丸　鳖甲心七钱　茯神五钱　车前子七钱　火麻仁泥一两五钱
西洋参二钱半，米炒　白芍四钱　淡吴萸四分　泽泻三钱

六诊　初五日

温邪病十有六日，热势较前数日和淡，汗泄未能全止，浑身疲楚，胸脘痞闷，少腹疲胀，大便所下溏垢如酱，小溲频解点滴不爽，舌糙白带灰，液涸口干，汤饮较多，脉软滑数，肾阴先伤，胃液被劫，仍宗仲景复脉法，留桂去姜，取阴阳两顾之意，倘能日臻起色，或可逢凶化吉。

西洋参二钱米炒　生牡蛎七钱　淡吴萸三分　车前子五钱
大生地一两，重生姜汁拌炒透　川楝子三钱，小茴香五分炒　肉桂末三分
西珀末四分，饭丸吞服
查炭三钱　赤苓四钱
生鳖甲七钱　延胡索三钱　两头尖三钱　泽泻三钱
另：米炒洋参两钱

七诊　初六日

温邪病十有七日，热势逐渐减轻，神志已能照常，舌津稍回，口中甚干，满腹膨胀不适，按之痛，便下溏垢如酱，小溲少极，脉软滑带数，汗泄不净，咳呛痰少，

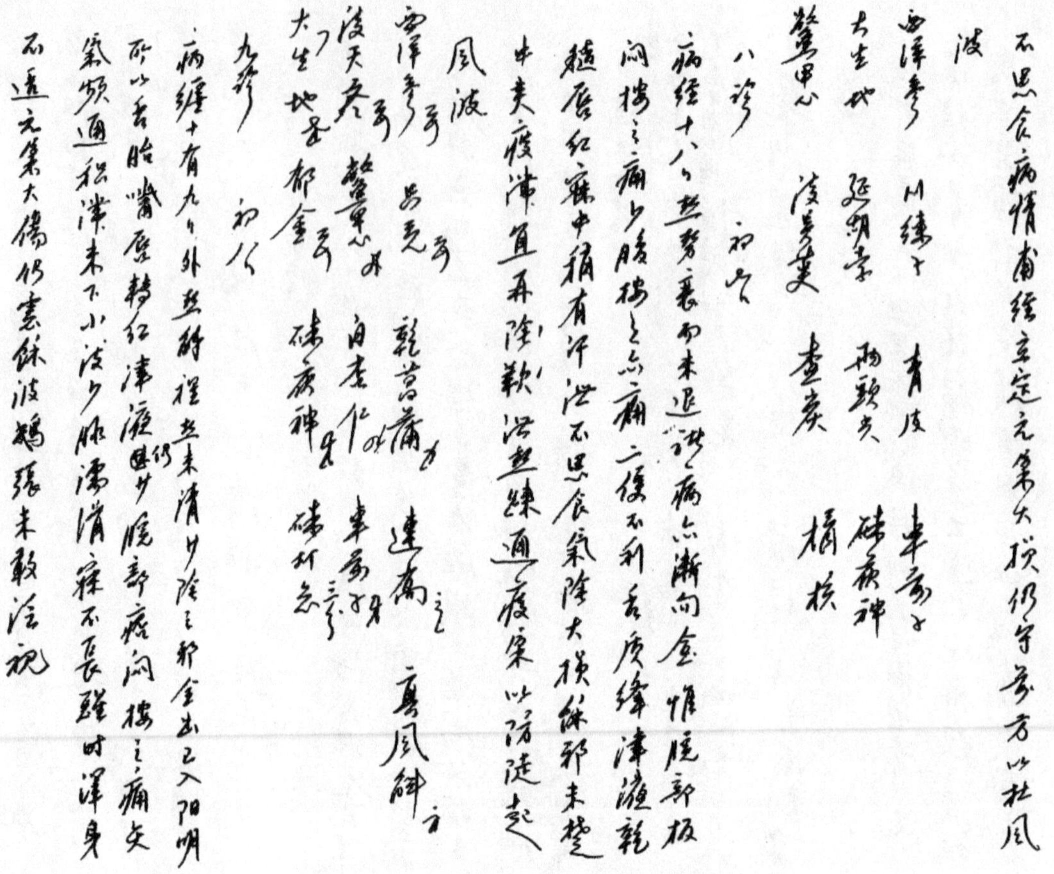

不思食，病情甫经立定，元气大损，仍守前方以杜风波。

西洋参　川楝子　青皮车前子

大生地　延胡索　两头尖　硃茯神

鳖甲心　淡吴萸　查炭　橘核

八诊　初七日

病经十八日，热势衰而未退，诸病亦渐向愈，惟脘部板闷，按之痛，少腹按之亦痛，二便不利，舌质绛津液干糙，唇红，寐中稍有汗泄，不思食，气阴大损，余邪未楚中夹痰滞，宜再阴养泄热疏通痰气，以防陡起风波。

西洋参二钱半　枳壳二钱半　干菖蒲一钱　连翘三钱　真风斛二钱　淡天冬二钱半　鳖甲心一两　白杏仁四钱　车前子五钱　大生地七钱　郁金二钱半　硃茯神五钱　硃灯芯三分

九诊　初八日

病缠十有九日，外热解里热未清，少阴之邪全出，已入阳明，所以舌苔嘴唇转红，津液仍少，脘部痞闷，按之痛，矢气频通，积滞未下，小溲少，脉濡滑，寐不长，醒时浑身不适。元气大伤，仍虑余波鸱张未敢泛视。

西洋参二钱半　大生地七钱　料豆衣三钱　查炭三钱　连翘三钱　真风斛二钱　生鳖甲一两　茯神五钱　车前子五钱　玉金二钱半　淡天冬二钱半　白芍三钱　六曲四钱　泽泻三钱

十诊　初九日

病经两旬，留恋之邪未清，积滞不下，矢气频通，小溲短赤而浑，舌布薄黄苔，津液似乎稍润，腹部不耐着手，脉濡数，寐不安神，周身软弱无力。气阴两伤，未敢过用猛剂，以免再起风波。

西洋参二钱半　鳖甲心七钱　枳壳二钱半　车前五钱　硃灯芯四分　细生地四钱　查炭三钱　茯神五钱　大腹皮三钱　元参三钱　炙鸡金三钱　滑石五钱　连翘三钱

十一诊　初十日

温邪病幸得化险，惟气阴大伤，蕴热未楚，昨今两次溏垢，腹中较舒，尚觉气机攻撑，小溲少极，舌津回而未足，脉濡滑，肢体软弱，胃不思纳，夜不安寐。当再培养阴分，清理余热，以冀早日向愈。

西洋参二钱半　料豆衣四钱　白薇二钱半　大腹皮三钱　硃灯芯四分　细生地四钱　川石斛四钱　茯神五钱　滑石五钱　谷芽五钱　鳖甲心七钱　盐半夏二钱半　炙鸡金三钱　车前子五钱

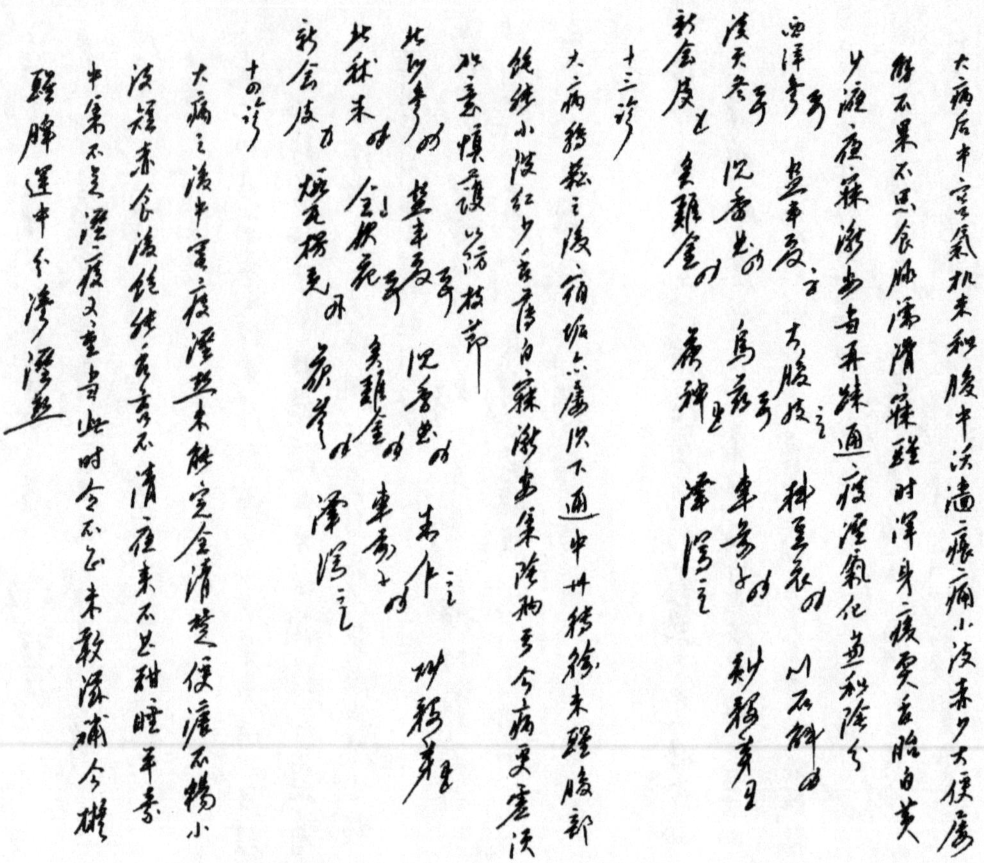

十二诊　十一日

大便后中宫气机未和，腹中沃涩胀痛，小溲赤少，大便屡解不果，不思食，脉濡滑，寐醒时浑身疲软，舌苔白黄少液，夜寐渐安。当再疏通，痰湿气化，兼和阴分。

西洋参二钱半　盐半夏二钱　大腹皮三钱　料豆衣四钱　川石斛四钱　淡天冬二钱半　沉香曲四钱　乌药二钱半　车前子四钱　炒谷芽五钱　新会皮一钱　炙鸡金四钱　茯神五钱　泽泻三钱

十三诊

大病转松之后，宿垢亦屡次下通，中州转输未醒，腹部饱胀，小溲红少，舌薄白，寐渐安。气阴两亏，今病更虚，须加意慎护，以防枝节。

北沙参四钱　盐半夏二钱半　沉香曲四钱　米仁三钱

炒谷芽五钱　北秫米四钱　金伏花二钱半，包

炙鸡金四钱　车前子四钱　新会皮一钱　煅瓦楞壳一两　茯苓四钱　泽泻三钱

十四诊

大病之后，中宫痰湿热未能完全清楚，便溏不畅，小溲短赤，食后饱胀，舌苔不清，夜来不甚甜睡。平素中气不足，湿痰又重，当此时令不正，未敢滋补。今拟醒脾运中，分渗湿热。

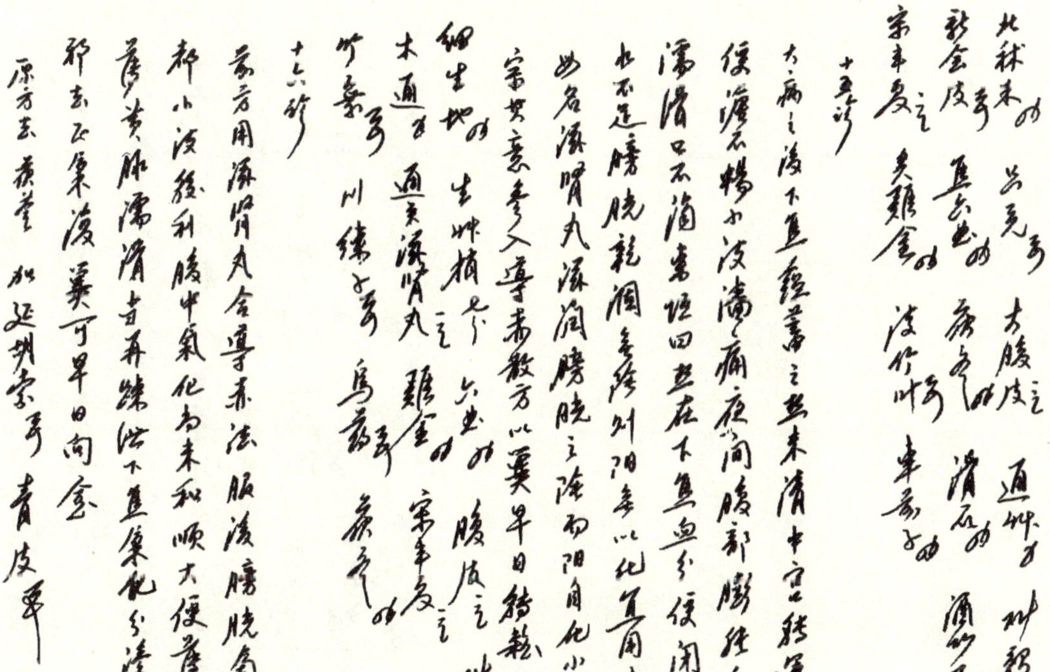

北秫米四钱　枳壳二钱半　大腹皮三钱　通草一钱
炒谷芽五钱　新会皮二钱半　焦六曲四钱
茯苓四钱　滑石四钱　酒炒桑枝一两　宋半夏三钱
炙鸡金四钱　淡竹叶二钱半　车前子四钱

十五诊

大病之后，下焦蕴蓄之热未清，中宫转运之机呆滞，便溏不畅，小溲涩痛，夜间腹部膨胀，舌苔黄，脉濡滑，口不渴。东垣曰：热在下焦血分，便闭不渴。乃真水不足，膀胱干涸，无阴则阳无以化。宜用肉桂黄柏知母名滋肾丸，滋润膀胱之阴，而阳自化，小溲自通，今宗其意参入导赤散方，以冀早日转松。

细生地四钱　生草梢七分　六曲四钱　腹皮三钱
炒谷芽五钱　木通一钱　通关滋肾丸三钱
鸡金四钱　宋半夏三钱　竹叶二钱半　川楝子二钱半
乌药二钱半　茯苓四钱

十六诊

前方用滋肾丸合导赤法，服后膀胱气化渐达州都，小溲较利，腹中气化尚未和顺，大便薄而不畅，舌薄黄，脉濡滑，当再疏泄下焦，气化分渗湿热，俾湿邪去正气复，冀可早日向愈。

原方去茯苓，加延胡索二钱半，青皮二钱半

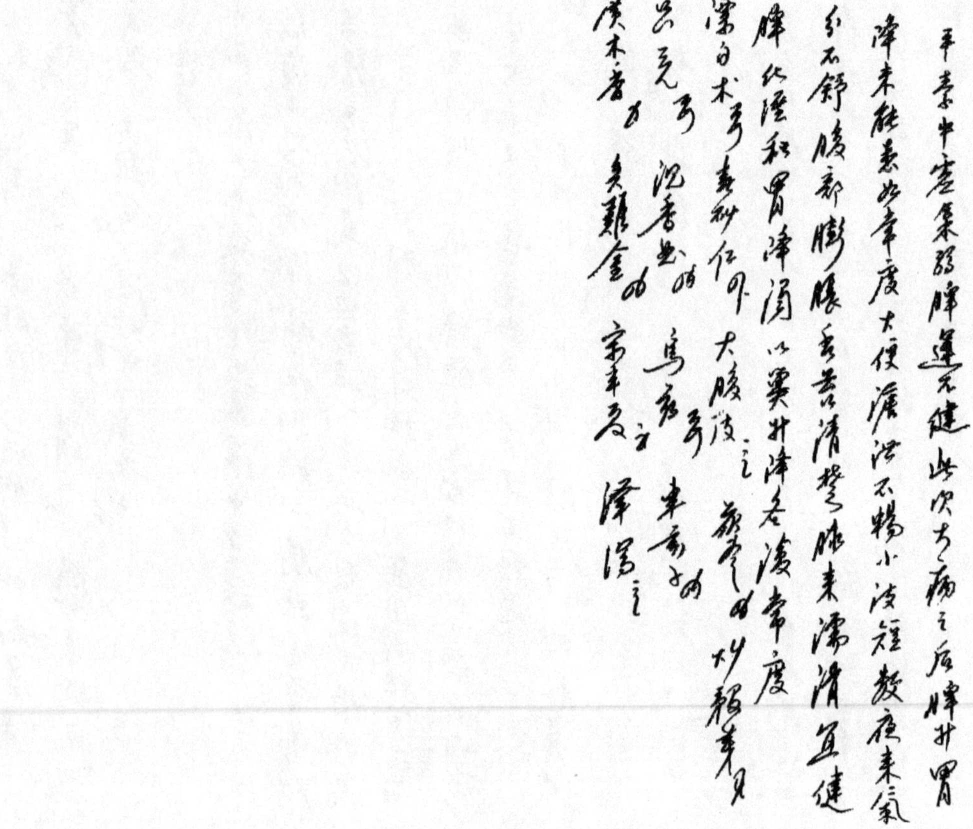

十七诊

平素中虚气弱，脾运不健，此次大病之后，脾升胃降未能悉如常度，大便溏泄不畅，小溲短数，夜来气分不舒，腹部膨胀，舌苔清楚，脉来濡滑。宜健脾化湿，和胃降浊，以冀升降各复常度。

漂白术二钱　春砂仁四钱　大腹皮三钱　茯苓四钱
炒谷芽五钱　枳壳三钱　沉香曲四钱　乌药二钱
车前子四钱　广木香一钱　炙鸡金四钱　宋半夏二钱　泽泻三钱

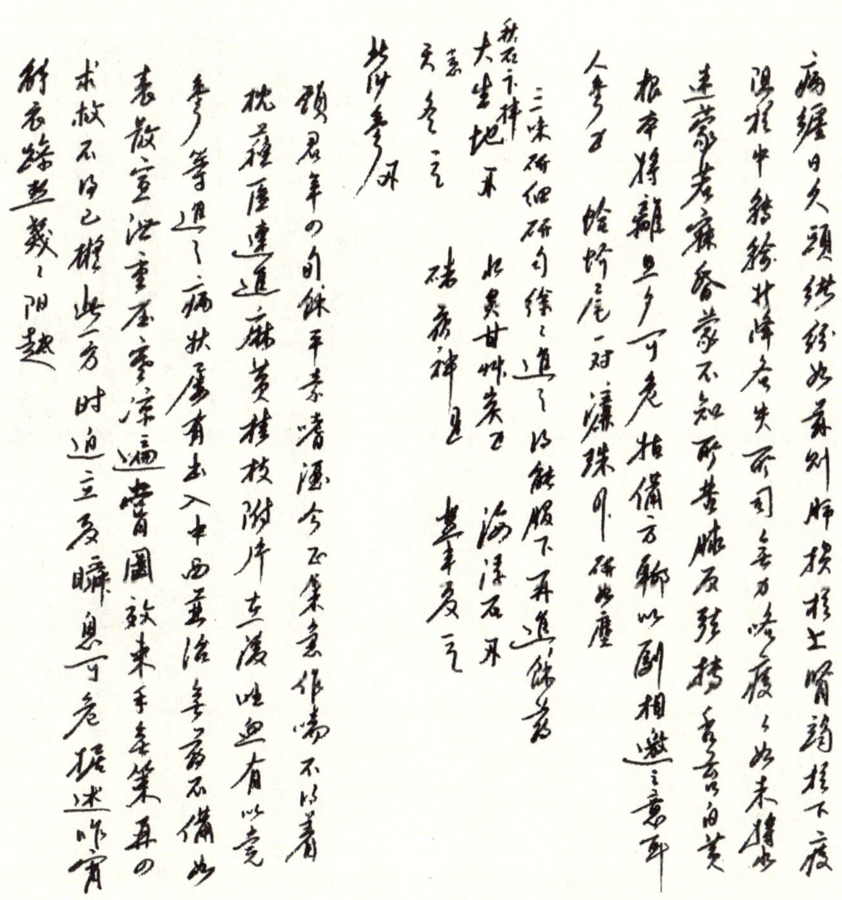

顾连甫　虚喘欲脱案　初诊

病缠日久，头绪纷如，兹则肺损于上，肾竭于下，痰阻于中，转输升降各失所司，无力咯痰，痰如米浆，迷蒙若寐，昏蒙不知所苦，脉反弦抟，舌苔白黄。根本将离，旦夕可危，姑备方聊以酬相邀之意耳。

人参一钱　蛤蚧尾一对　濂珠四分，研如尘，三味研细研匀，徐徐进之得以服下再进余药。

大生地一两　秋石二分，拌　水炙甘草炭一钱　海浮石一两

天冬三钱，去心　珠茯神五钱　盐半夏三钱

北沙参一两

顾君年四旬余，平素嗜酒，今正气急作，喘不得着枕。苏医连进麻黄桂枝附片，在后吐血有以党参等进之，病状屡有出入，中西并治，无药不备，如表散宣泄，重压寒凉，遍尝罔效，束手无策，再四求救，不得已拟此一方，时迫立夏，瞬息可危，据述昨宵解衣躁热，几几阳越。

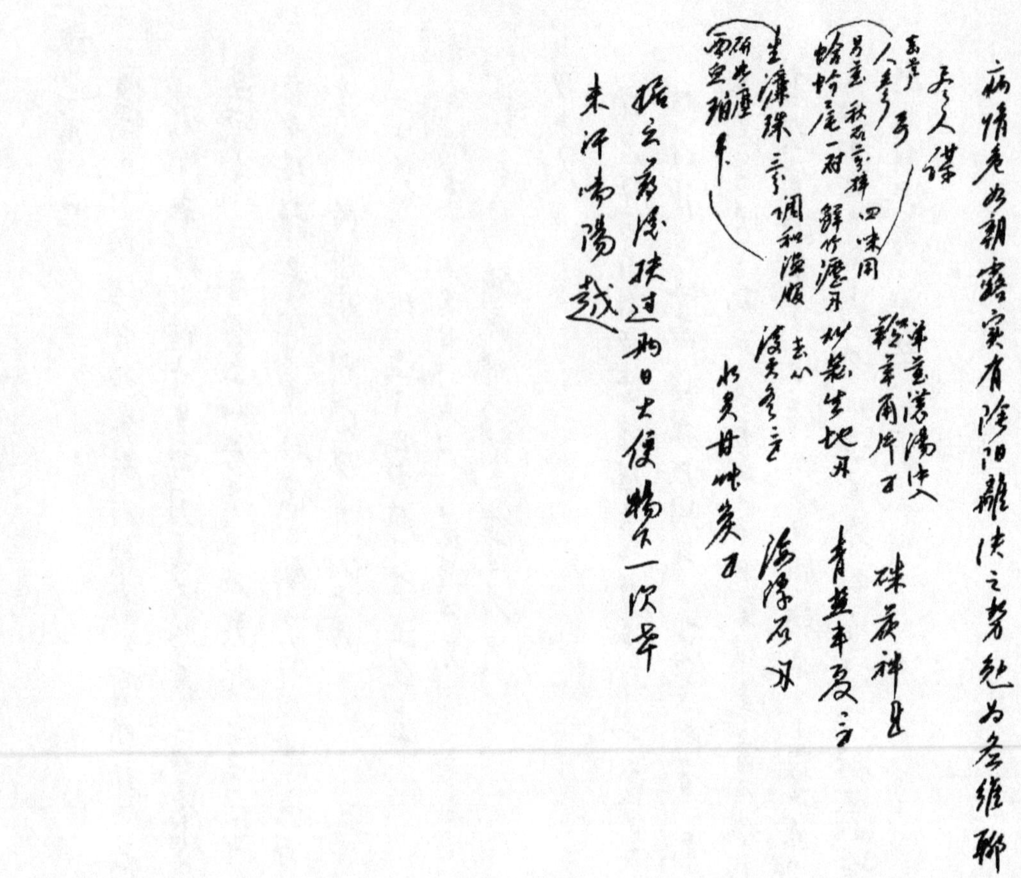

二诊　立夏日转方

病情危如朝露，实有阴阳离决之势，勉为图维，聊尽人谋。

人参二钱半，去芦　羚羊角片一钱，单煎浓汤冲入　砆茯神五钱

蛤蚧尾一对，另煎秋石二分，拌　炒松生地一两　青盐半夏三钱

生濂珠三分　淡天冬三钱，去心　海浮石一两

西血珀四分，研如尘，四味用鲜竹沥一两调和温服　水炙甘草炭一钱

据云药后扶过两日，大便畅下一次，且未汗喘阳越。

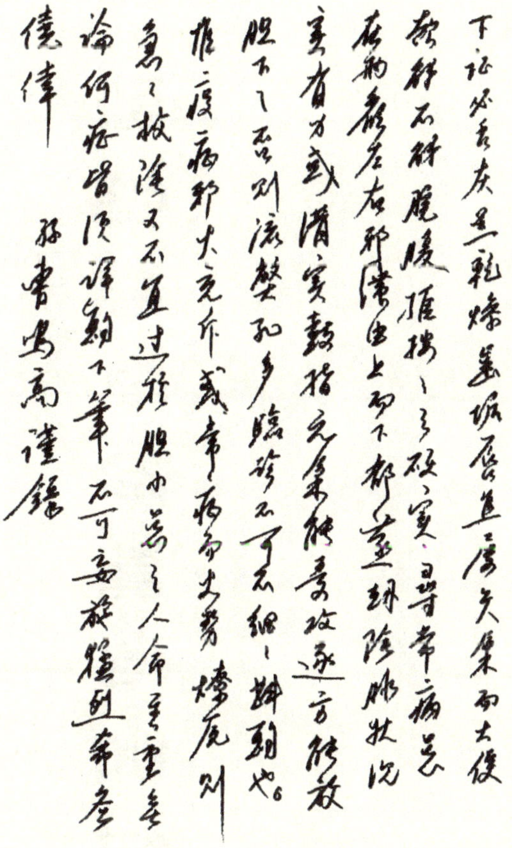

对下证祖父语录

下证必舌灰黑干燥，齿垢唇焦，矢气而大便欲解不解，脘腹拒按，按之硬实，寻常病总在两候左右，邪滞由上而下，郁蒸劫阴，脉状沉实有力或滑实鼓指，元气能受攻逐方能放胆下之，否则流弊孔多，临证不可不细细斟酌也。惟疫病邪火充斥，或常病而火势燎原，则急急救阴又不宜过于胆小。总之，人命至重，无论何症皆须详酌下笔，不可妄施猛烈希图侥幸。

孙曹鸣高谨录

曹鸣高试诊曹沧洲标注医案

温病祖父拟

四案（此四案为曹鸣高侍诊记录，经曹沧洲教正后整理记成）

（1）春温者春天温暖之邪也，温从热化，故宜辛凉解表。今病憎寒而热不扬，肢冷而脉不畅，舌上白大便秘。一派卫阳为风寒所束，气道为食滞所锢。当先从温散疏化，仿桂枝四逆加减，以期邪得外趋，滞从里化，不致迁延传里，由渐化热为上。

柴胡七分　苏叶二钱　莱卜子三钱　酒炒桑枝五钱
枳实二钱半　前胡二钱半　保和丸四钱
赤芍二钱　防风一钱　白蒺藜四钱
桂枝四分　白杏仁四钱　泽泻二钱半

（2）但热不寒，得汗不为汗衰，约已四五日。此风温症也，风为阳邪，温易化火，昔人所谓温邪上受，首先犯肺，今咳窒头蒙，皆上受之明征，脉弦数，舌质红。最易由肺而胃，化火燥阴逼动肝木，势正发越。急宜辛凉解表，宣泄和里引之外达，借扬气化为法。

冬桑叶　连翘　白杏仁　竹茹
牛蒡　前胡　紫菀　赤苓
二刀薄荷　青蒿子　枳壳　滑石
枇杷叶

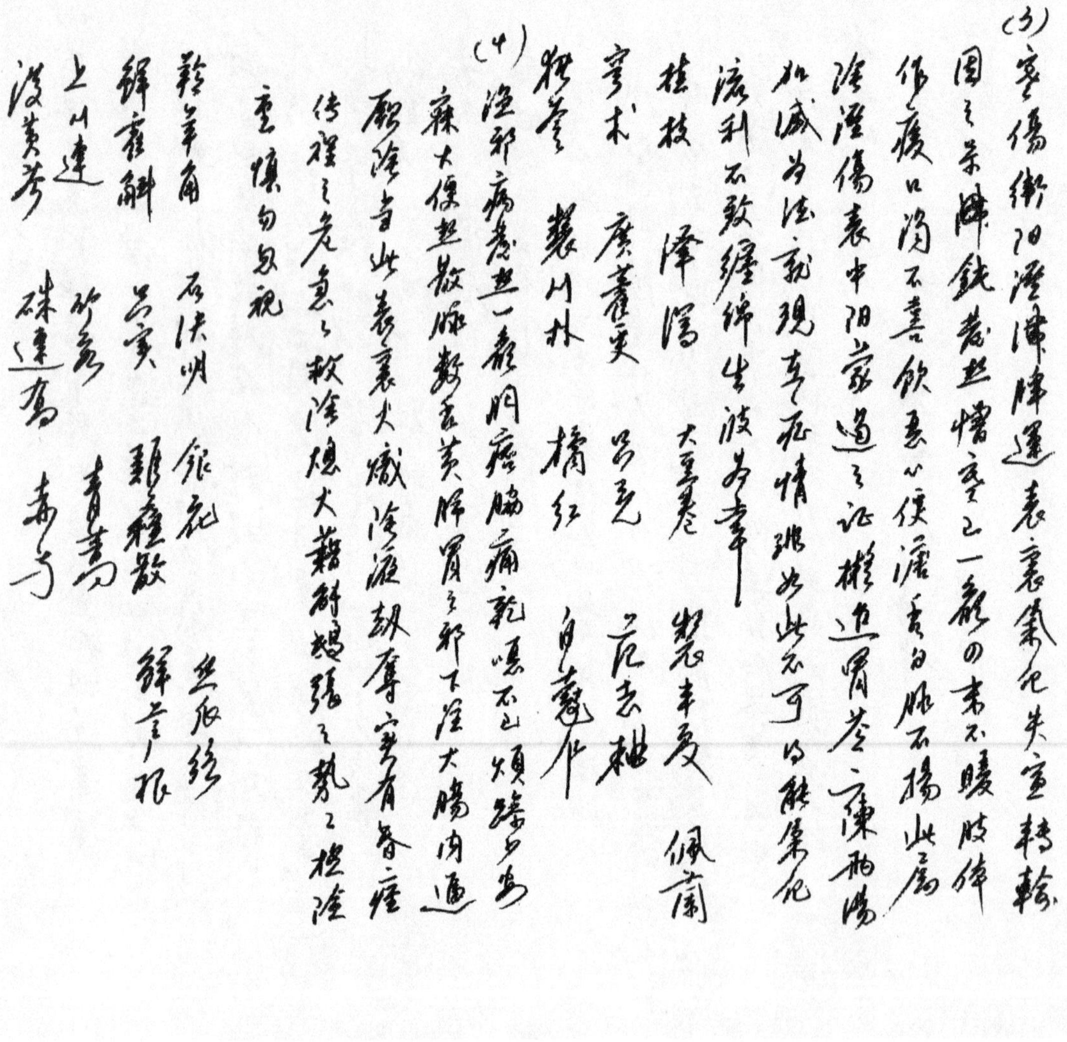

（3）寒伤卫阳湿滞脾运，表里气化失宣，转输因之呆钝，发热憎寒已一候，四末不暖，肢体作疲，口渴不喜饮，恶心便溏，舌白，脉不扬。此属阴湿伤表，中阳蒙遏之证。拟进胃苓、二陈两汤加减为法，就现在症情非如此不可，得能气化流利，不致缠绵生波为幸。

桂枝　泽泻　大豆卷　制半夏　佩兰

苍术　广藿更　枳壳　范志粬

猪苓　制川朴　橘红　白蔻仁

（4）温邪病发热一候，胸痞胁痛干恶不已，烦躁少安寐，大便热散，脉数，舌黄。肺胃之邪下注大肠，内逼厥阴，当此表里火炽，阴液劫夺，实有昏痉传里之危，急急救阴熄火，借解鸱张之势，势极险重慎勿忽视。

羚羊角　石决明　银花　丝瓜络

鲜霍斛　枳实　鸡苏散　鲜芦根

上川连　竹茹　青蒿

淡黄芩　硃连翘　赤芍

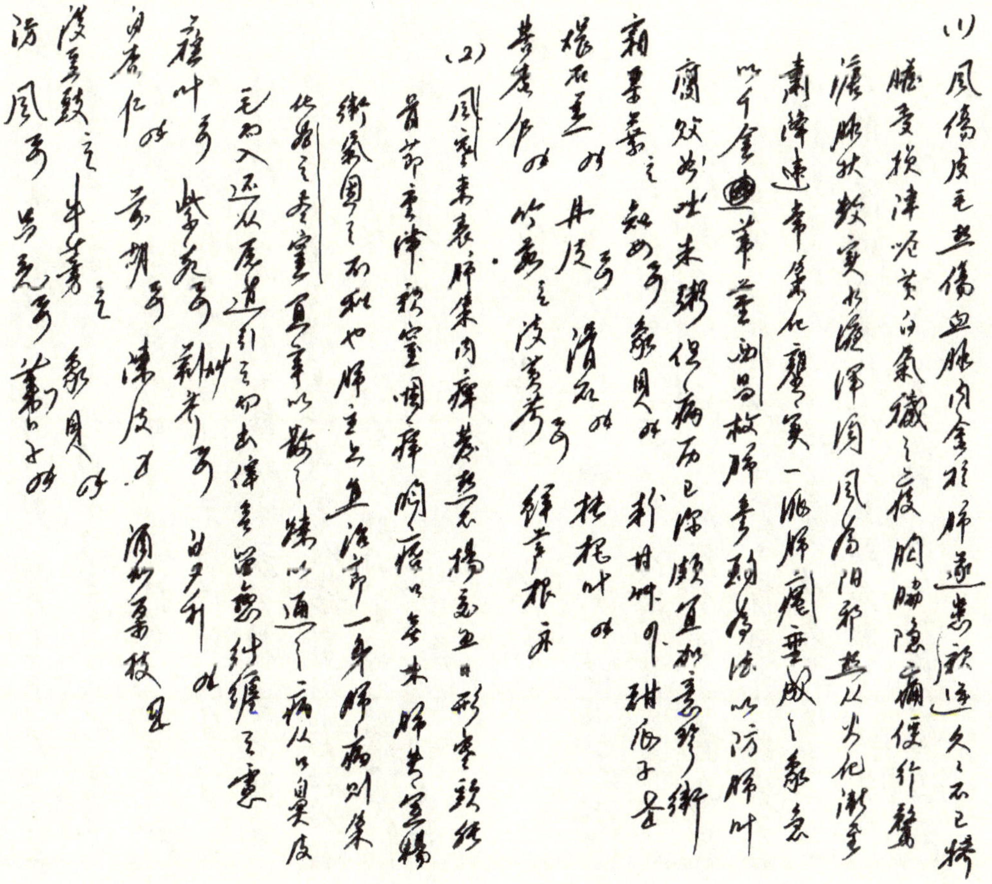

咳嗽祖父拟　五案

（1）风伤皮毛，热伤血脉，内舍于肺，遂患咳逆久久不已，娇脏受损，阵呛黄白气秽之痰，胸胁隐痛，便行鹜溏，脉状数软，水液浑浊。风为阳邪，热从火化，渐至肃降违常，气化壅实，一派肺痈垂成之象，急以千金苇茎、西昌救肺参酌为法，以防肺叶腐败如吐米粥，但病历已深，颇宜加意珍卫。

霜桑叶二钱　知母二钱半　象贝四钱　粉甘草四分

甜瓜子七钱　煨石膏四钱　丹皮二钱　滑石四钱

枇杷叶四钱　苦杏仁四钱　竹茹三钱　淡黄芩二钱半

鲜芦根二两

（2）风寒束表，肺气内痹，发热不扬交五日，形寒头胀，骨节重滞，咳窒咽痒，胸痞，口无味。肺失宣畅，卫气因之不和也。肺主上焦，治节一身，肺病则气化为之尽窒。宜辛以散之，疏以通之，病从口鼻皮毛而入，还从原道引之而出，俾无留恋纠缠之虑。

苏叶二钱半　紫菀二钱半　炒荆芥二钱半

白夕利四钱　白杏仁四钱　前胡二钱半　陈皮一钱

酒炒桑枝五钱　淡豆豉三钱　牛蒡三钱　象贝四钱

防风二钱半　枳壳二钱半　炒莱菔子四钱

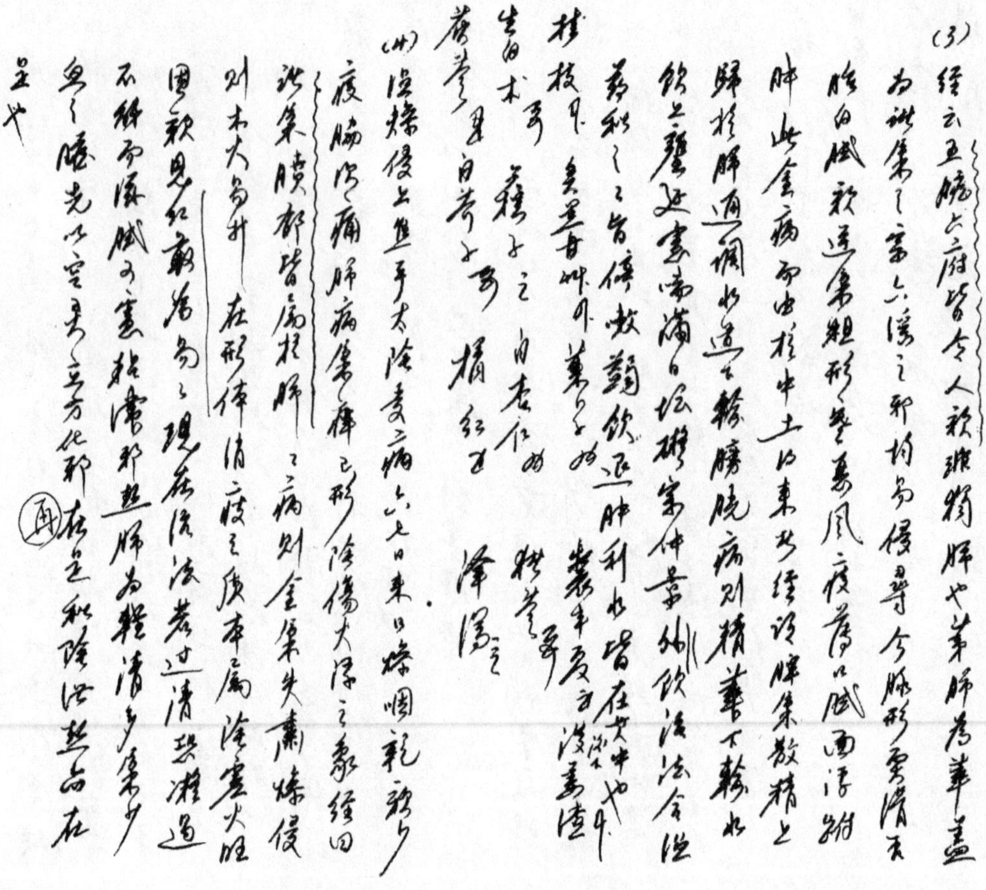

（3）经云五脏六腑皆令人咳，非独肺也，第肺为华盖，为诸气之宗，六淫之邪均易侵寻。今脉形软滑，舌苔白腻，咳逆气粗，形寒恶风，痰薄，口腻，面浮跗肿。此金病而由于中土得来者，经谓脾气散精，上归于肺，通调水道，下输膀胱，病则精华下输，水饮上壅，延虑喘满日增。拟宗仲景外饮治法合温药和之之旨，停嗽蠲饮，退肿利水，皆在其中也。

桂枝五分　炙黑甘草四分　莱卜子四钱　制半夏二钱　淡姜渣五分，后下　生白术二钱半　苏子二钱　白杏仁四钱　猪苓二钱半　茯苓五钱　白芥子二钱半　橘红一钱　泽泻三钱

（4）温燥侵上焦，手太阴受病，六七日来，口燥咽干，咳少痰，胁次痛。肺病气痹，已形阴伤火浮之象。经曰：『诸气膹郁皆属于肺』，肺病则金气失肃，燥侵则木火易升，在形体消瘦之质，本属阴虚火旺，因咳见红最为易易，现在治法若过清，恐瘀遏不解而滋腻可虑，黏滞邪热，肺为轻清多气少血之脏，先以空灵立方，化邪在是和阴泄热亦在是也。

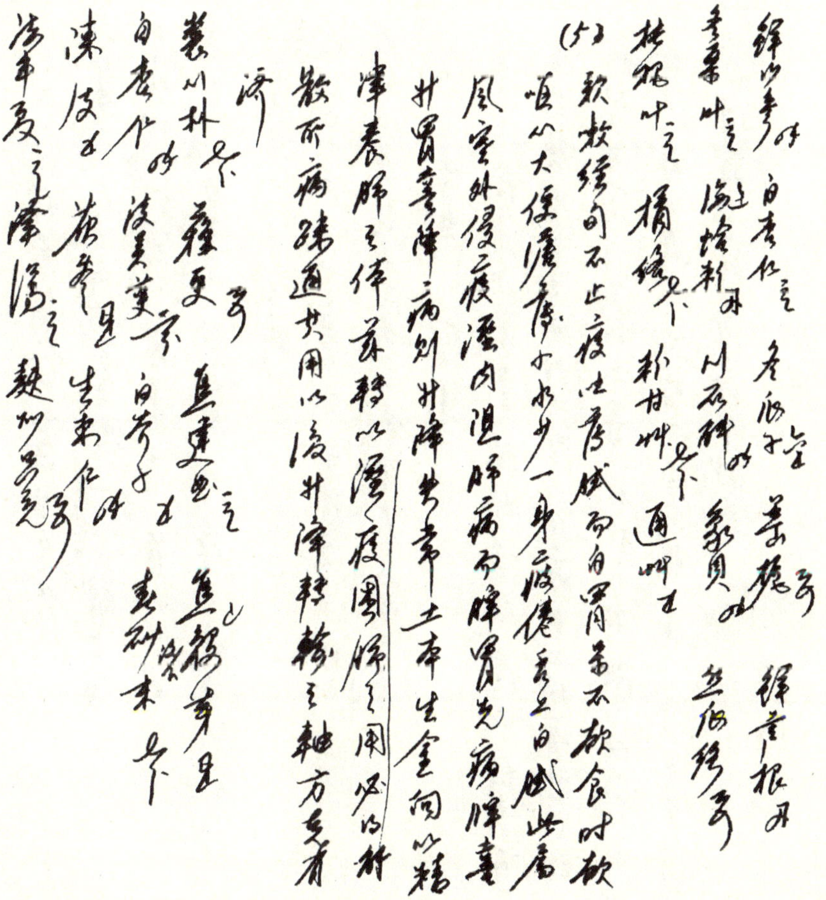

鲜沙参四钱　白杏仁三钱　冬瓜子六钱　黑山栀二钱半　鲜芦根一两　冬桑叶三钱　海蛤粉一两，包　川石斛四钱　象贝四钱　丝瓜络二钱半　枇杷叶三钱　橘络七分　粉甘草七分　通草一钱

（5）咳嗽经旬不止，痰吐薄腻而白，胃呆不欲食，时欲呕心，大便溏薄，小水少，一身疲倦，舌上白腻。此属风寒外侵痰湿内阻，肺病而脾胃先病，脾喜升胃喜降，病则升降失常，土本生金，向以精津养肺之体，兹转以湿痰困肺之用，必得解散所病疏通其用，以复升降转输之轴，方克有济。

制川朴七分　苏梗二钱半　焦建曲三钱　焦谷芽五钱，包
白杏仁四钱　淡吴萸二分　白芥子一钱　春砂末七分，后下
陈皮一钱　茯苓五钱　生米仁四钱
法半夏二钱　泽泻三钱　麸炒枳壳二钱半

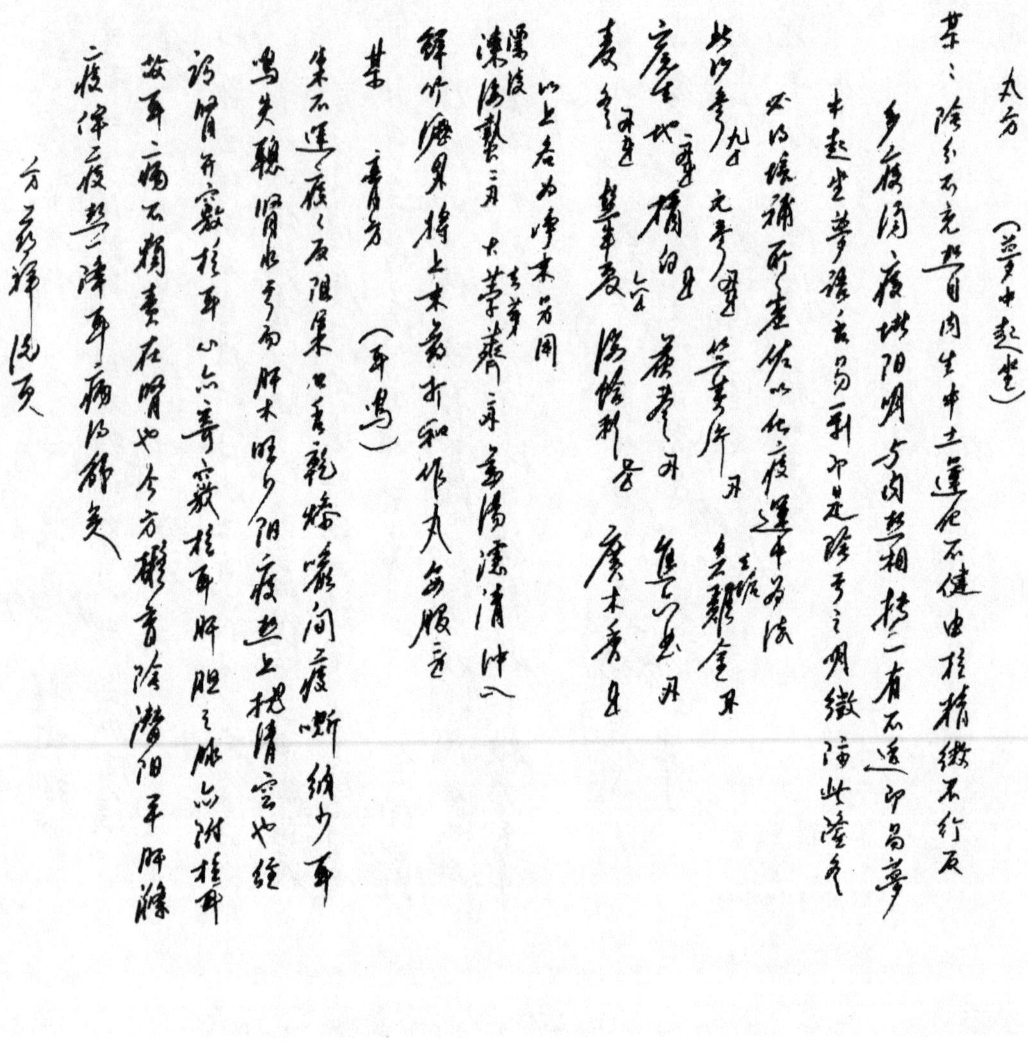

丸方 梦中起坐案

某：阴分不充，热自内生，中土运化不健，由于精微不行，反多痰浊，痰堵阳明与内热相搏，一有不适极易梦中起坐，梦语，舌易剥，即是阴亏之明征。际此隆冬，必得培补所虚，佐以化痰运中为法。

北沙参九钱　元参一两五钱　竺黄片一两　炙鸡金一两，去垢

二原生地二两五钱　橘白五钱　茯苓一两　焦六曲一两

麦冬一两五钱　盐半夏六钱　海蛤粉七钱　广木香五钱

以上各为净末另用

陈海蜇三两，漂淡　大荸荠三两，去芽，煎汤滤清冲入

鲜竹沥四两，将上末药打和作丸，每服三钱

某 膏方耳鸣案

气不运痰痰，反阻气，口舌干燥，喉间痰嘶，纳少，耳鸣失聪，肾水亏而肝木旺，少阳痰热上扰清空也，经谓：『肾开窍于耳，心亦寄窍于耳，肝胆之脉亦附于耳』，故耳病不独责在肾也。今方拟育阴潜阳，平肝涤痰，俾痰热一降，耳病得解矣。

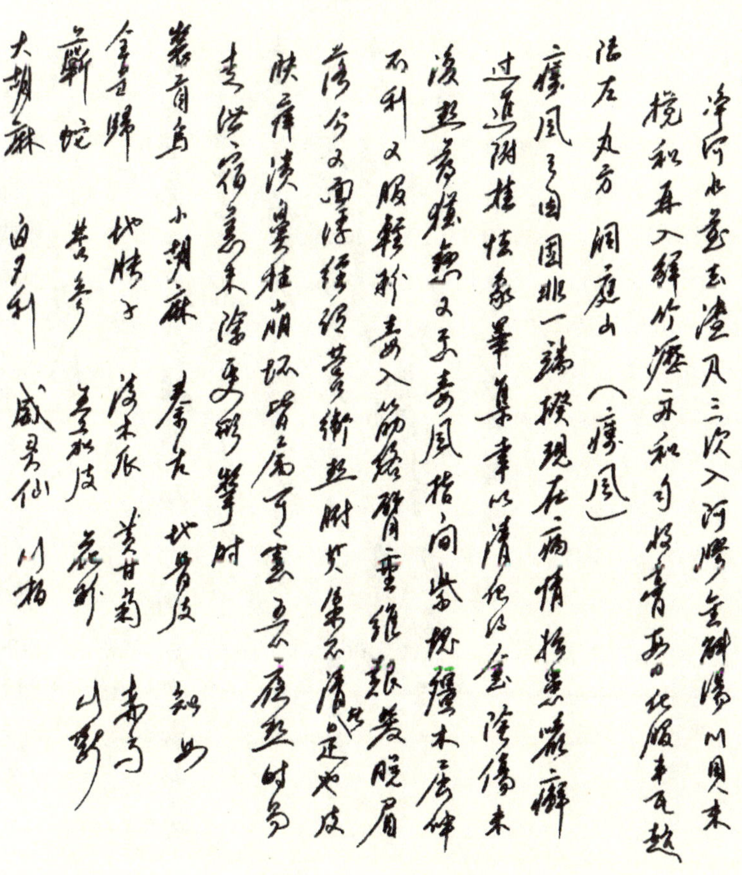

北沙参二两　元武版四两，水炙　甘菊瓣四两　杜仲四两
二原生地四两　肥玉竹二两　灵磁石三两　川断三两
制首乌五两　橘红一两　竹茹三两　清阿胶一两五钱
左牡蛎七两，盐水煅　制半夏一两五钱　茯苓五两　川贝末一两五钱，收膏入
鳖甲心四两，水炙　制南星七钱　煅礞石五钱　原金斛三两，另煎收膏入

净河水煎去渣凡三次，入阿胶、金斛汤、川贝末搅和，再入鲜竹沥二两和匀收膏，每日化服半瓦匙。

陆左　丸方疠风案　洞庭山

疠风之因固非一端，揆现在病情始患喉癣，过进附桂怯象毕集，幸以清化得愈，阴伤未复，热药犹恋，又感毒风，指间紫块僵木，屈伸不利，又服轻粉，毒入筋络，臂垂危艰，发脱眉落，今又面浮，经谓：营卫热胕。其气不清者是也，皮肤痒溃，鼻柱崩坏，皆属可虑，五心夜热，时易走泄，宿恙未除，更形掣肘。

制首乌　小胡麻　秦艽　地骨皮　知母
全当归　地肤子　淡木瓜　黄甘菊　赤芍
蕲蛇　苦参　五加皮　花粉　川断
大胡麻　白蒺藜　威灵仙　川柏

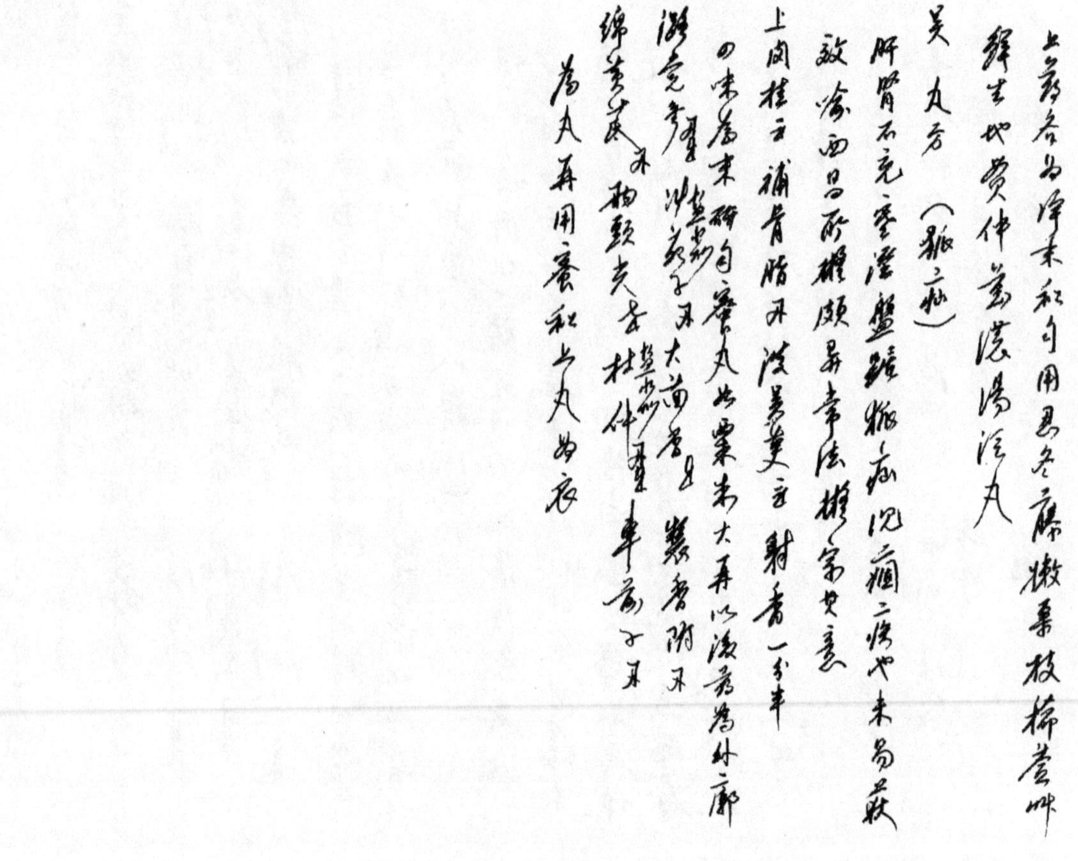

上药各为净末和匀，用忍冬藤、嫩桑枝、豨莶草、鲜生地、贯众煎浓汤泛丸。

吴　丸方　狐疝案

肝肾不充，寒湿盘踞，狐疝沉痼疾也，未易获效。喻西昌所拟颇异常法，拟宗其意。

上肉桂二两　补骨脂一两　淡吴萸三钱　麝香一分半

四味为末，研匀蜜丸如粟米大，再以后药为外廓。

潞党参一两五钱　沙苑子一两，盐水炒　大茴香五钱

制香附一两　绵黄芪一两　两头尖七钱

杜仲一两五钱，盐水炒　车前子一两

为丸，再用蜜和上丸为衣。

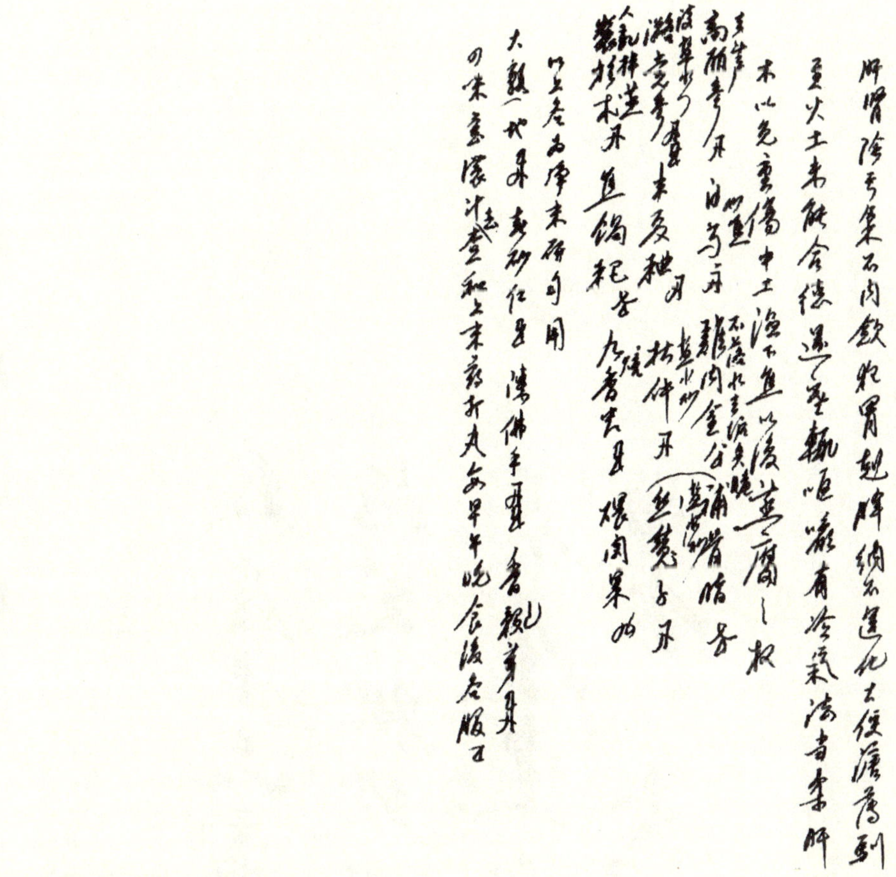

汪右

丸方　慢性便泄案

肝肾阴亏，气不内敛，犯胃克脾，纳不运化，大便溏薄，驯至火土未能合德，遇寒辄呕，喉有冷气。法当柔肝木以免重伤中土，温下焦以复蒸腐之权。

高丽参一两，去芦　白芍二两，炒焦　鸡内金八钱，不落水去垢炙脆　（补骨脂七钱，盐水炒

潞党参一两五钱，淡盐水炒　半夏曲一两　杜仲一两盐，水炒　菟丝子一两，盐水炒

制于术一两，人乳拌蒸　焦锅巴七钱　九香虫五钱，焙　煨肉果四钱

以上各为净末研匀用。

大熟地五两　春砂仁五钱　陈佛手一两五钱　香谷芽五两，包

四味煎浓汁去渣和上末药打丸，每早午晚食后各服一钱

曹鸣高医案

我在十六岁初起看病时，祖父批改留底，于出清养屋东西时寻得，足以留恋。

六六年二月　鸣高记

省兄

寒热往来案　闰月二十八日　悬拟

往来寒热，胃呆，溲色淡黄，舌苔白腻根厚，向易心跳。禀赋不充，新温为痰湿滞所遏，须速为解散。

杜藿梗二钱　白夕利四钱，去刺　六曲四钱　滑石四钱，水飞绢包

大豆卷二钱半　赤芍二钱半　莱菔子三钱，炒研　砵赤苓五钱

青蒿子二钱　枳壳二钱半　法半夏二钱　通草一钱

酒炒桑枝五钱　鲜佩兰三钱半

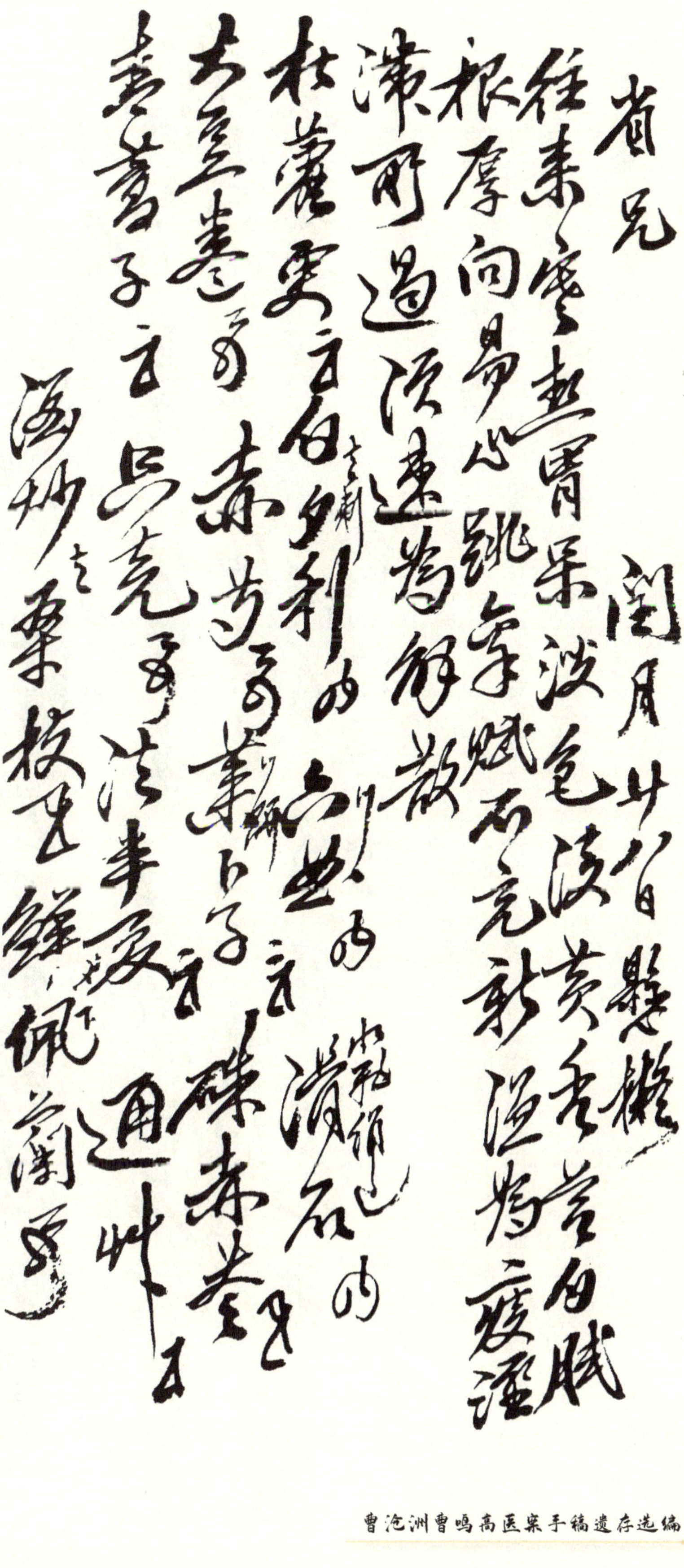

蔡宝宝　腮项结痧案　六月二十四日

痧回逾月，形神枯瘦，傍晚发热，宵灼尤甚，黎明渐有汗热解，咳嗽有痰，小溲多，大便不甚结。腮项结痧毒，不肯服药，用代药数味。

西洋参七分，生切　功劳叶二钱　飞滑石三钱

鲜霍斛三钱，打　地骨皮二钱半　生草四分

青蒿二钱半　川贝二钱半　生蛤壳一两

鲜稻叶五钱

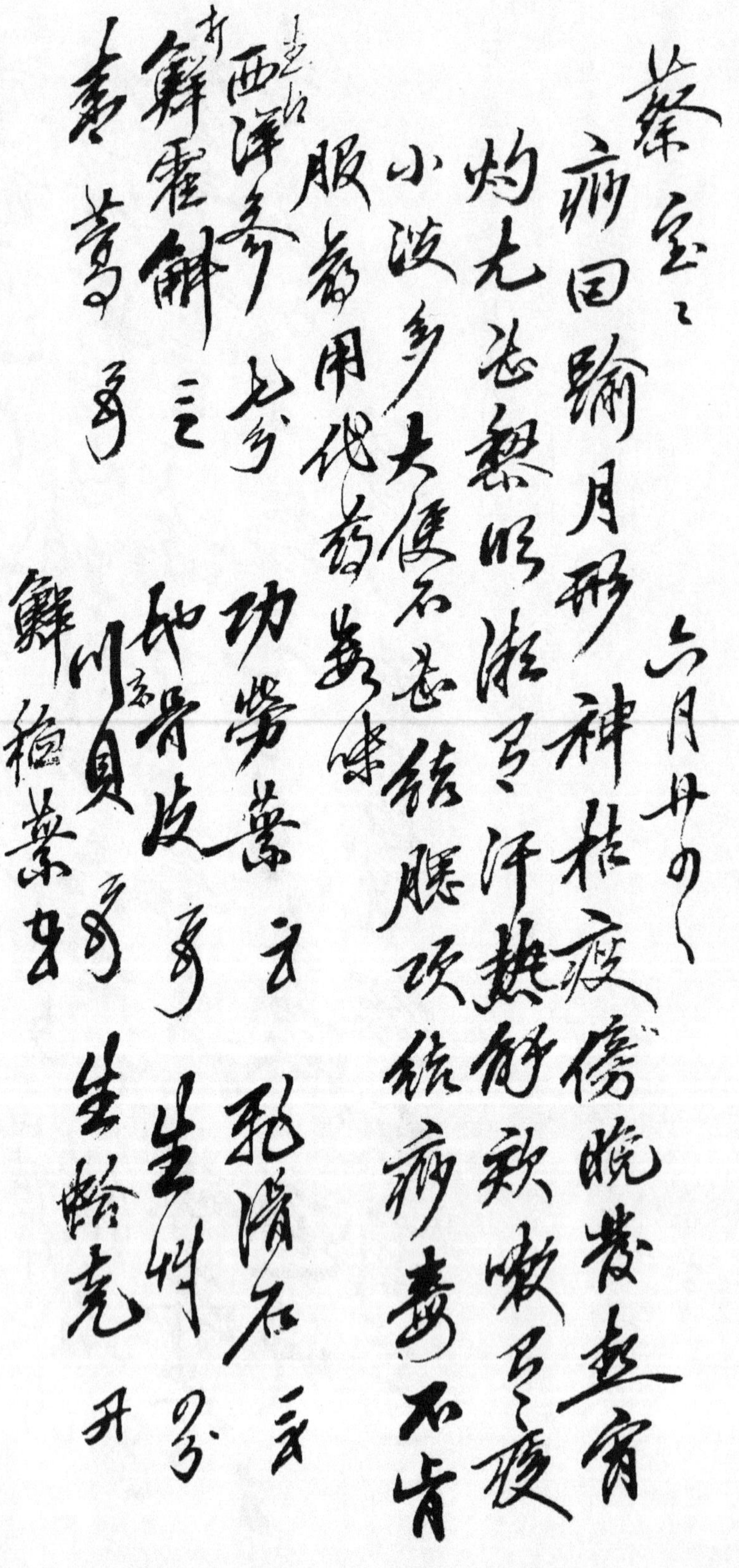

陳太太 程

脈耎弦，舌白黃，右脇風痛，撐脹，大便數瀉而起，經旬。脾惡濕，濕勝則濡泄，積虛多病，不易常病，今治標補中兼疏，以調肝脾機軸。

吉林人參七分　甘草炙八分　陳萸肉（去核）錢二分　炒穀芽三錢
帶皮雲苓三錢　烏藥錢　大腹皮（洗）三錢　鮮荷梗一尺
土炒白芍錢半　橘白一錢　川楝子（川連）錢半

二診　洞瀉復作，今幸得止，胃氣尚可，舌苔近黃。胃不攝肝，肝木橫肆，脾土被剋，脈狀虛耎而反弦，腹中不痛而胃腹撐脹，皆其明證。平素宜補，法當舍標求本，但積虛之體，然一不宜加填。

吉林人參一錢　熟地丹　車前子三錢　焦麥芽三錢
帶皮苓　桂术錢　土炒白芍二錢　台烏藥錢　綠萼梅一錢
雲茯苓　生炙甘草四分　扁豆衣二錢

陈太太 程　泄泻案

脉实弦，舌白黄，右胠夙痞撑胀，大便频泻而热，经言脾恶湿，湿胜则濡泄，积虚多病，不与常病同法，拟补中寓疏，以畅肝脾机轴。

吉林人参七分　甘草炭四分　炙鸡内金三钱，去垢　炒谷芽五钱，包
带皮茯苓五钱　乌药生二钱半　大腹皮二钱，洗　鲜荷梗一尺
土炒白芍二钱半　橘白一钱　川楝子二钱半，炒焦

二诊　洞泻复作，今幸得止，胃气尚可，舌苔近黄。肾不摄肝，肝木横肆，脾土被克，脉状应软而反弦，腹中不痛，而腰腹撑胀皆其明征。平素宜补法，当舍标求本，但积虚之体，无一不宜加慎。

吉林人参一钱　熟地一两　车前子三钱　焦麦芽六钱
制于术二钱　土炒白芍二钱　台乌药二钱　绿萼梅瓣一钱
云茯苓五钱，带皮　水炙甘草四分　扁豆衣二钱

汪先生

暑湿内蕴案　宋仙州卷

暑湿为凉风油滞所遏，上下不通，输化失职，由便泄增呕恶，今已六日，小溲全无，胸次闷窒，少腹胀硬，眶陷心中热，得饮即恶，舌白黄少津，遍体冷汗，四末不温，脉弦数无冲和气象。虚不能补，实不能攻，几几无从着手，呃忒厥陷易如反掌。

玉枢丹末二分　红灵丹一分　西血珀末四分，上三味用枇杷露二两，加生姜汁两匙，炖温泮泮服之得能安和，再服下药。

赤芍三钱，桂枝四分泡汤炒　干菖蒲一钱　车前子五钱
生紫菀二钱半　全伏花三钱，包　法半夏二钱
玉金汁一钱　煅瓦楞粉一两，包

炒熨少腹
葱头　食盐　车前草　生香附
生姜　小茴香　莱卜子

水熨方　熨胸脘
牙皂　莱卜子　青皮
干菖蒲　生紫菀

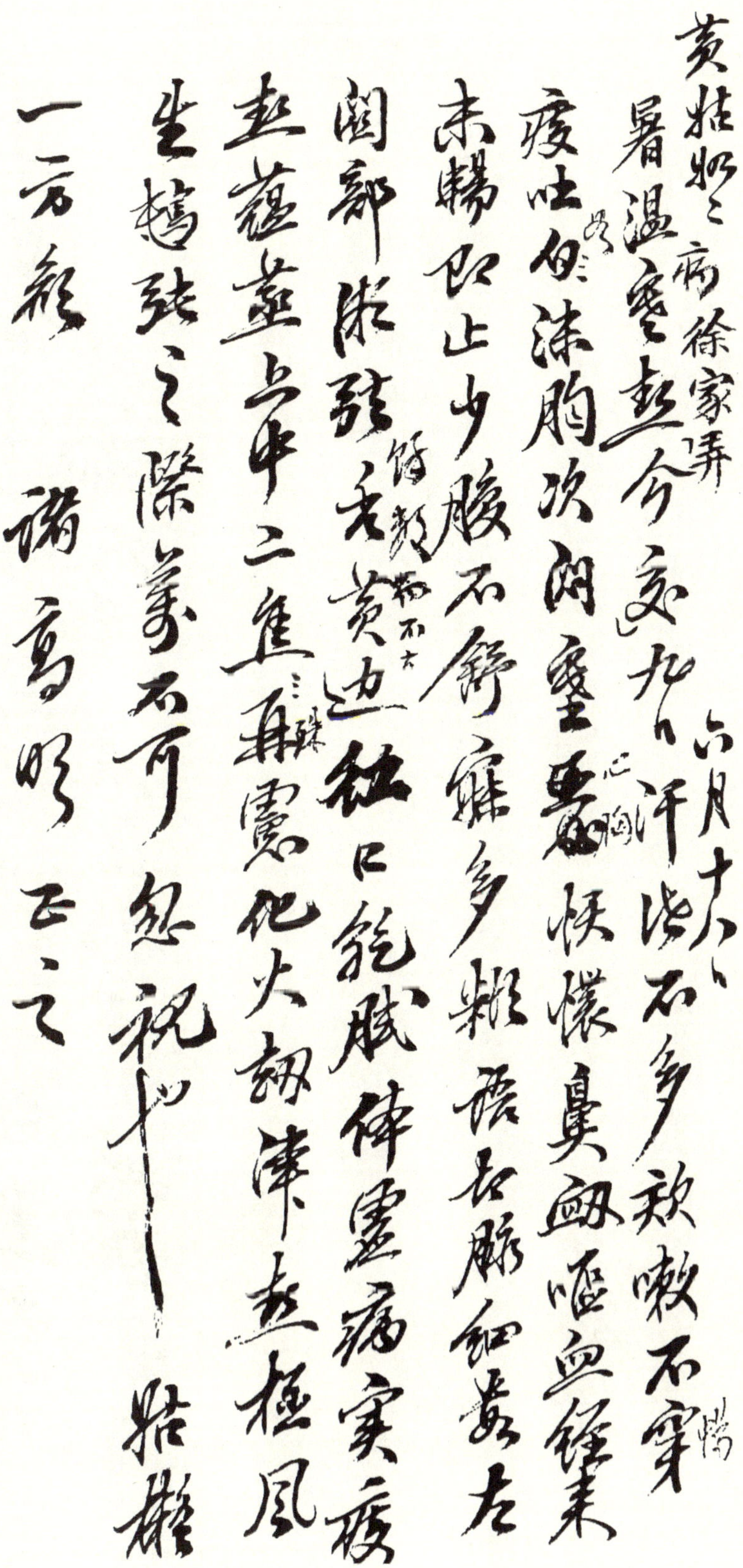

黄姑奶奶

暑温病案　徐家弄　**六月十八日**

暑温病寒热，『今交』九口，汗泄不多，咳嗽不穿（畅），痰吐白（如）沫，胸次闷窒，心胸懊侬，鼻衄呕血，经来未畅即止，少腹不舒，寐多糊语，切脉细数左关部渐弦（余数而不大），舌黄边红，口干腻。体虚病实，痰热蕴蒸上中二焦，再（殊）虑化火劫津，热极风生，鸱张之际万不可忽视也。姑拟一方，候诸高明正之。

玉枢丹末二分　青蒿三钱　生紫菀一钱
红灵丹一分　白夕利四钱　象贝母四钱，去心
枇杷露二两　丹皮二钱，炒黑　硃茯神五钱
细叶菖蒲汁一小匙　赤芍三钱，炒　硃连翘四钱，带心
飞滑石五钱，包　石决明一两，生杵　延胡索二钱

再诊　十九日

暑湿温病旬日，昨进开通蕴遏（里邪）、清化痰热之品，呕吐沫痰颇多，胸闷得瘥，咳嗽较畅，胸口稍有白痦，中心（仍觉）烦热，发表热得扬，经止未来，少腹胀痛，舌黄边红，脉左关部带弦余数而不大。阴分素亏，痰热蕴蒸，还虑热甚劫津，内陷厥少，动风厥变洵属可易易。

桑叶三钱　白夕利四钱　竹茹三钱　茯神五钱，硃拌

青蒿三钱　赤芍三钱，炒　生石决明一两，杵　连翘四钱，带心硃拌

丹皮二钱　枳壳二钱半，生　象贝母四钱，杏仁去心打　益元散四钱，绢包

茺蔚子二钱，炒　延胡索三钱，炒　另：枇杷叶四片，去毛筋包，另煎代茶

师太　往来寒热案　石牛头　十六日

往来寒热已逾半月，先寒后热，热重于寒，渐有咳嗽，胃呆纳少，便通，溲热，时有嗳气矢气，脉来弦数，舌灰黄垢，口腻。邪居少阳，痰湿中阻。拟小柴胡汤合清脾饮加减主之。

柴胡七分　枳壳二钱半　象贝四钱　查炭三钱　炒谷芽五钱

前胡二钱半　青皮一钱　法半夏三钱　滑石四钱

黄芩二钱半　六曲四钱，炒焦　槟榔二钱半　赤苓四钱

殷老太太

风温重症案　乌鹊桥　七月二十七日

表热解后，余邪痰热逗留肺胃，夜来壮热神昏，咳痰不松，喉中有水鸡声，四末不温，心中懊侬，汗出溱溱，脉来滑数，舌苔尖红根苔垢，寐不安神，溲热而短。高年气阴两亏，痰热蕴蒸，虚波易起，慎弗泛视。

西洋参二钱半，另煎代茶　赤芍三钱，炒　象贝四钱，去心　竹茹二钱　浮小麦五钱

北沙参四钱　生紫菀一钱　白前二钱半　赤苓四钱，砵拌　小红枣三个，煎汤代水

青蒿子三钱　白杏仁四钱，去尖研　连翘三钱，砵拌带心　泽泻三钱

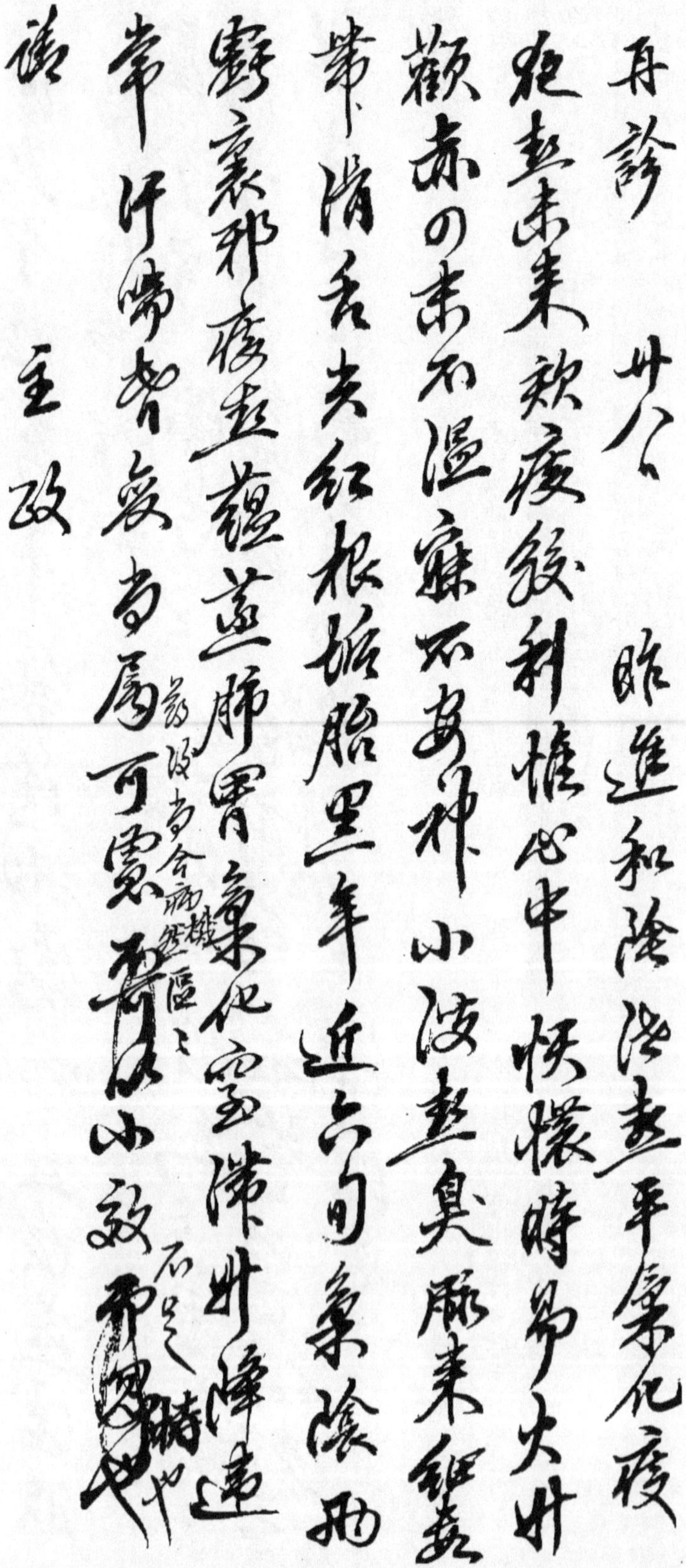

再诊 二十八日

昨进和阴泄热平气化痰，夜热未来，咳痰较利，惟心中懊侬，时易火升颧赤，四末不温，寐不安神，小溲热臭，脉来细数带滑，舌尖红，根垢苔黑。年近六旬气阴两亏，里邪痰热蕴蒸肺胃，气化窒滞，升降违常，汗喘昏变尚属可虑，（药后尚合病机，然区区）小效不足恃也。

请 主政

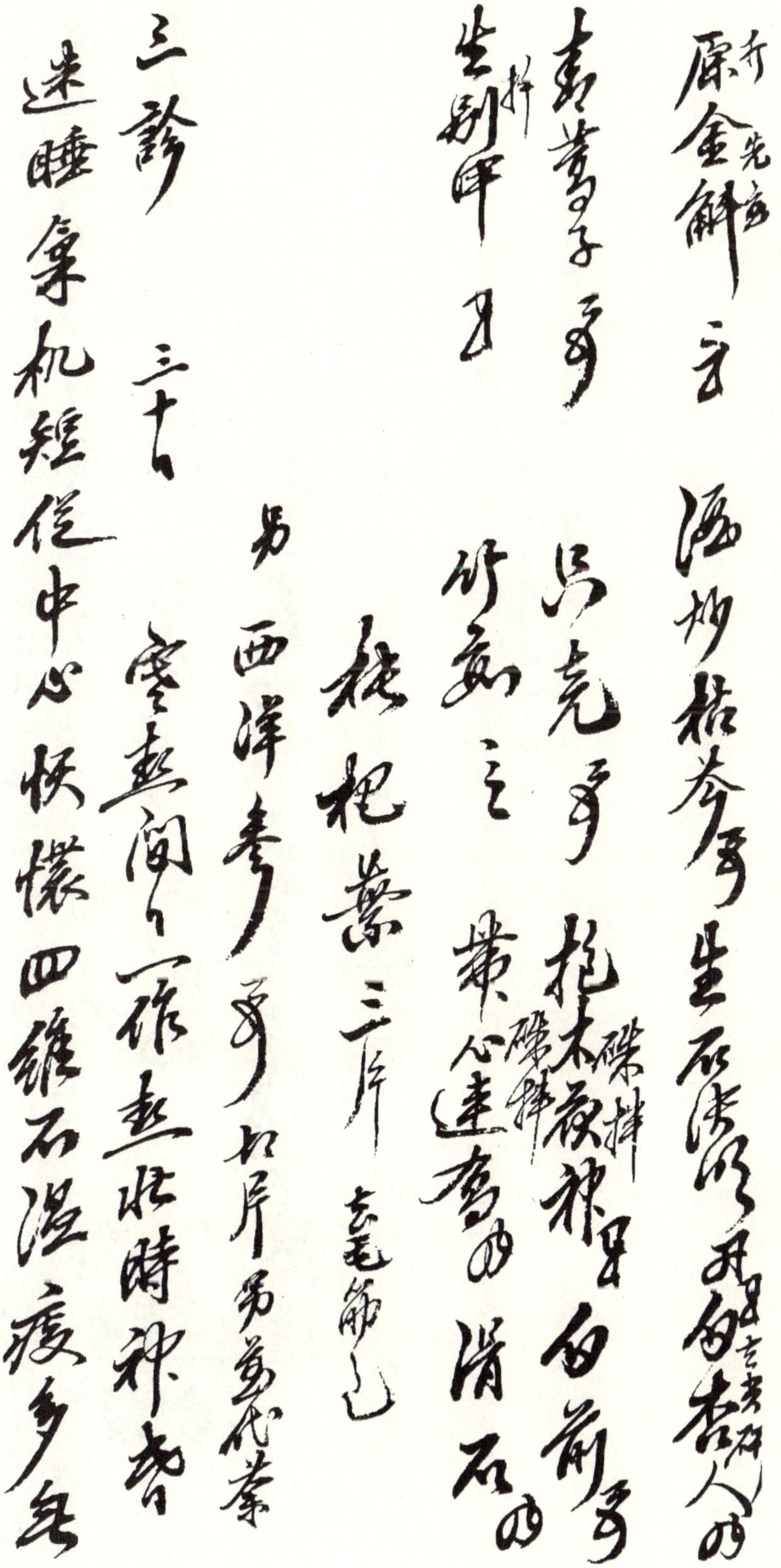

原金斛三钱，打，先煎　酒炒枯芩二钱半　生石决明一两五钱　白杏仁四钱，去尖，研
青蒿子二钱半　枳壳二钱半　抱木茯神五钱，硃拌　白前二钱半
生鳖甲五钱，杵　竹茹三钱　带心连翘四钱，硃拌　滑石四钱
枇杷叶三片，去毛筋包
另：西洋参二钱半，切片，另煎代茶

三诊　三十日
寒热间日一作，热壮时神昏迷睡，气机短促，心中懊侬，四维不温，痰多无

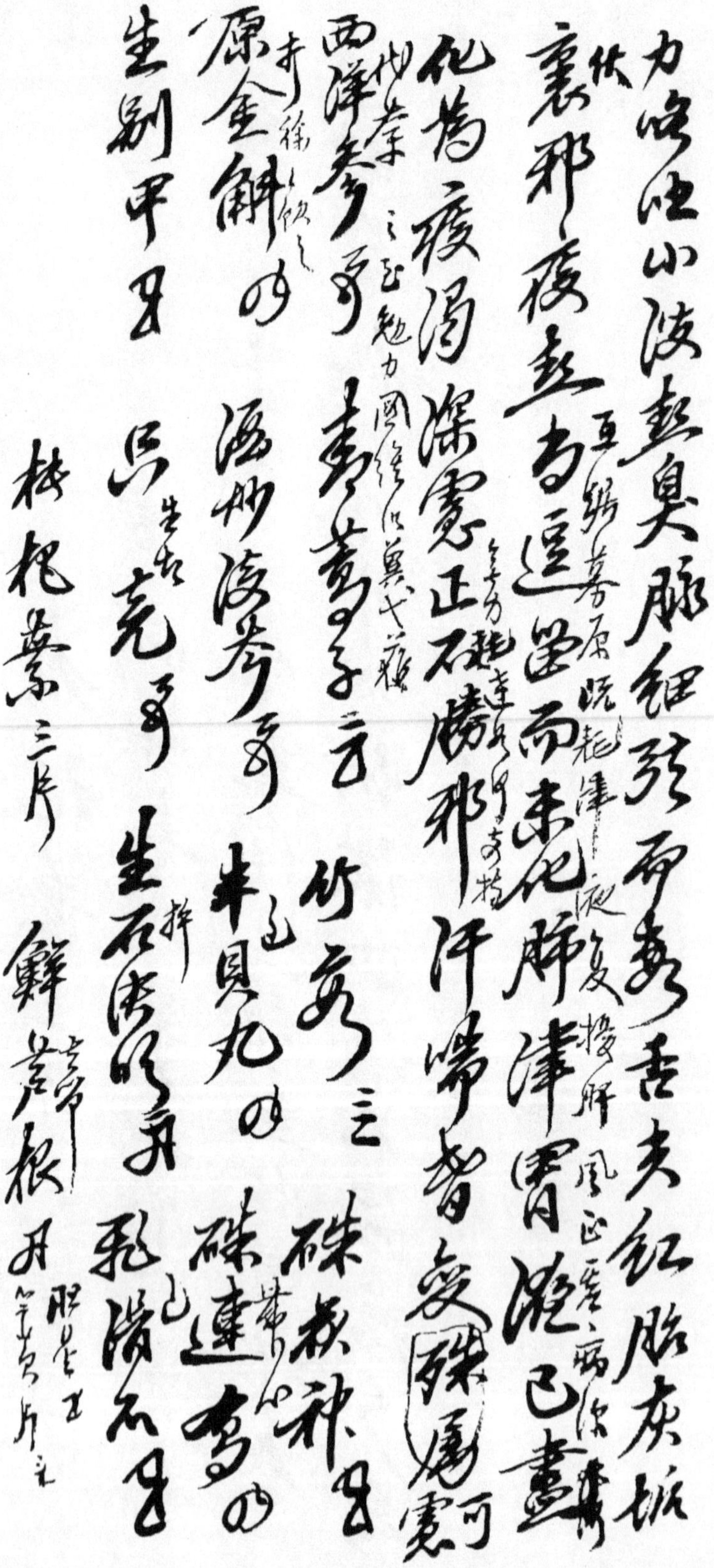

力咯吐，小溲热臭，脉细弦而数，舌尖红，苔灰垢。里（伏）邪痰热（互踞募原，既耗津液复扰肝风，正虚病深）尚逗留而未化，肺津胃液已尽化为痰浊，深虑正不胜邪，（无力托达如何支持）汗喘昏变（殊属）可虑之至，勉力图强以冀弋获。

西洋参二钱半，代茶　青蒿子三钱　竹茹三钱　珠茯神五钱

原金斛四钱，徐徐饮之，打　酒炒淡芩二钱半　半贝丸四钱，包　硃连翘四钱，带心

生鳖甲五钱　枳壳二钱半，生切　生石决明二两，杵　飞滑石五钱，包

枇杷叶三片　鲜芦根一两，去节　胆星一钱　竺黄片三钱

张少奶奶　咳血案　混堂巷　三十日

天下无倒行之水，有风则倒行，人身无逆上之血，有火方能逆上（则能上逆）。热蕴肺胃，肝阳升越，咳呛经久，兹则失血满口色泽紫气，此热伤阳络也。经所谓阳络伤则血外溢，血外溢则衄血，胸次闷窒，瘀犹未净之征，火升颧赤热随气升，小溲短热，脉（状）细数（而弦），舌白隐红。拟化导积瘀，

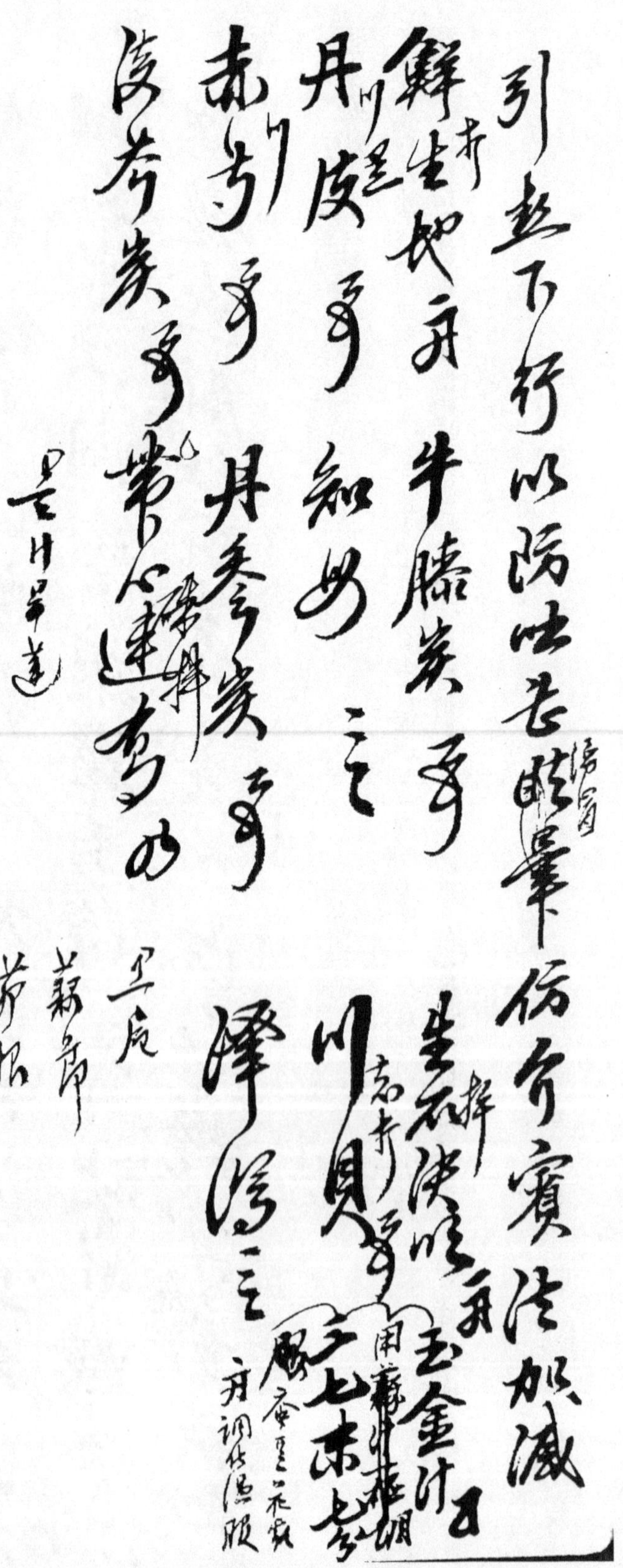

引热下行，以防吐甚眩晕（涌冒），仿介宾法加减。

鲜生地二两，打　牛膝炭二钱　生石决明二两，杵　玉金汁一钱

丹皮二钱半，炒黑　知母三钱　川贝二钱半，去心打　三七末七分，蚕豆花露二两，调化温服

赤芍二钱半，炒　丹参炭二钱半　泽泻三钱

淡苓炭二钱半　带心连翘四钱，硃拌

墨汁旱莲　黑栀　藕节　芦根

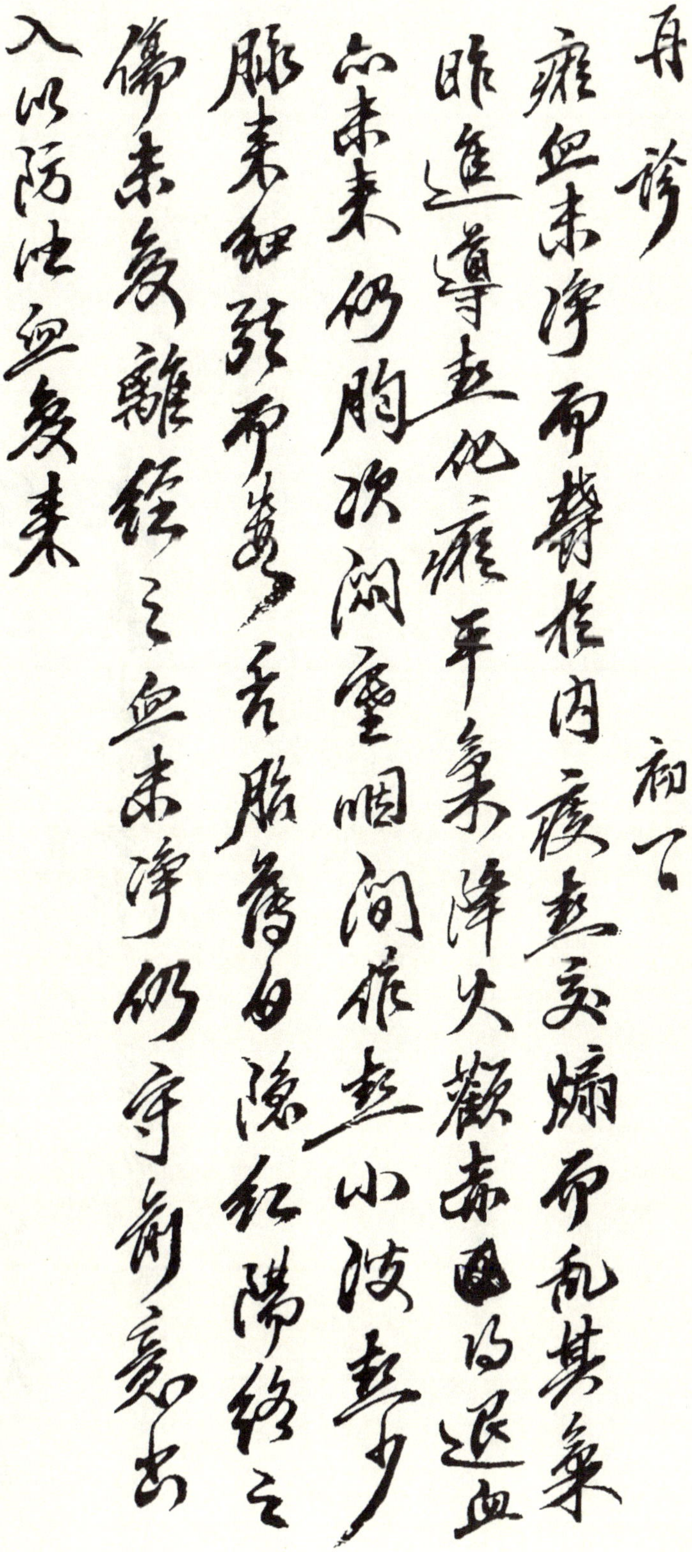

再诊　初一日

瘀血未净而郁于内，瘀热交煽而乱其气，昨进导热化瘀平气降火，颧赤得退，血亦未来，仍胸次闷窒，咽间作热，小溲热少，脉来细弦而数，舌苔薄白隐红。阳络之伤未复，离经之血未净，仍守前意出入，以防吐血复来。

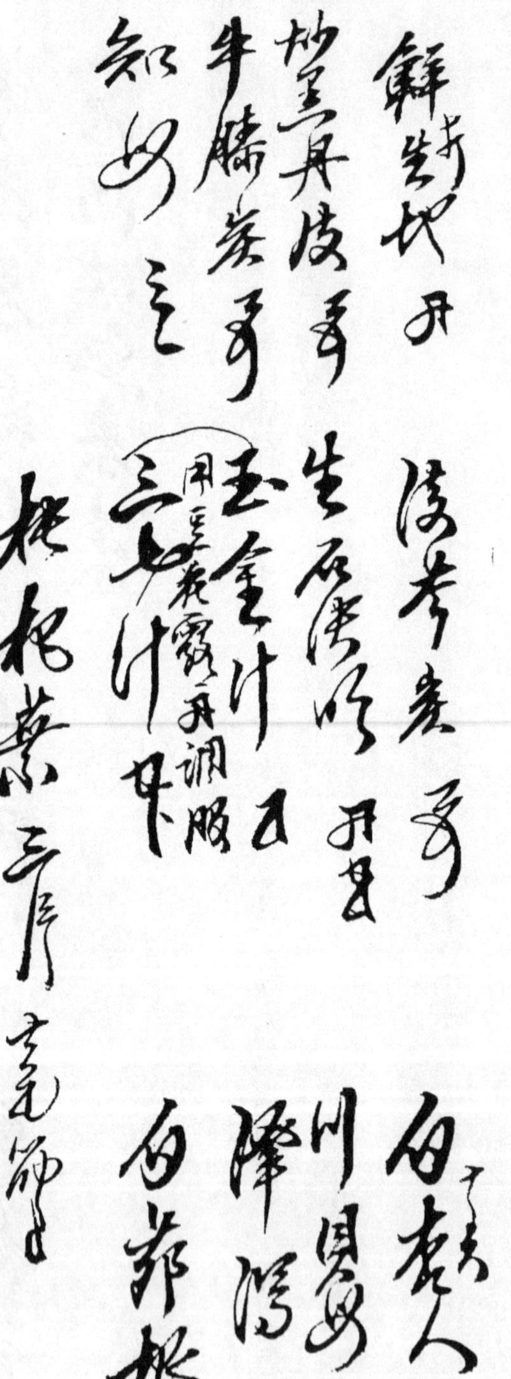

鲜生地一两，打　淡芩炭二钱半　白杏仁四钱，去尖

炒黑丹皮二钱半　生石决明一两五钱　川贝母三钱

牛膝炭二钱半　（玉金汁一钱　泽泻三钱

知母三钱　三七汁五分，用豆花露二两调服　白茅根一两

枇杷叶三片，去毛筋包

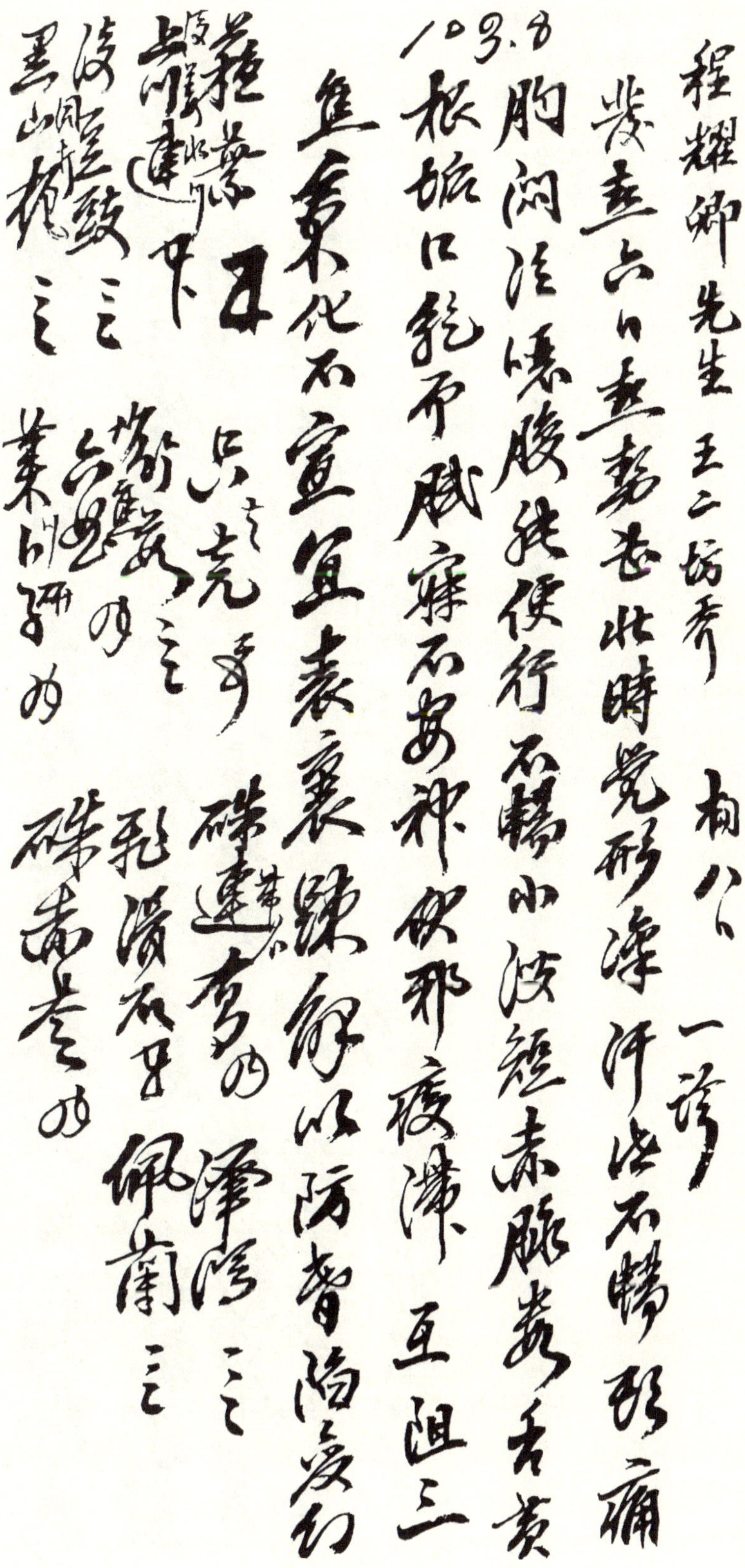

程耀卿先生

伏邪病案　王二坊桥　**初八日　一诊**

发热六日，热势甚壮，时觉形凛，汗泄不畅，头痛胸闷，泛恶腹胀，便行不畅，小溲短赤，脉数，舌黄根垢，口干而腻，寐不安神。伏邪痰滞互阻，三焦气化不宣，宜表里疏解，以防昏陷变幻。

苏叶一钱　枳壳二钱半，生　硃连翘四钱，带心　泽泻三钱

上川连七分，淡姜水炒　竹茹三钱　飞滑石五钱　佩兰三钱

淡豆豉二钱　六曲四钱，炒焦　硃赤苓四钱

黑山栀二钱，同打　莱菔子四钱，炒研

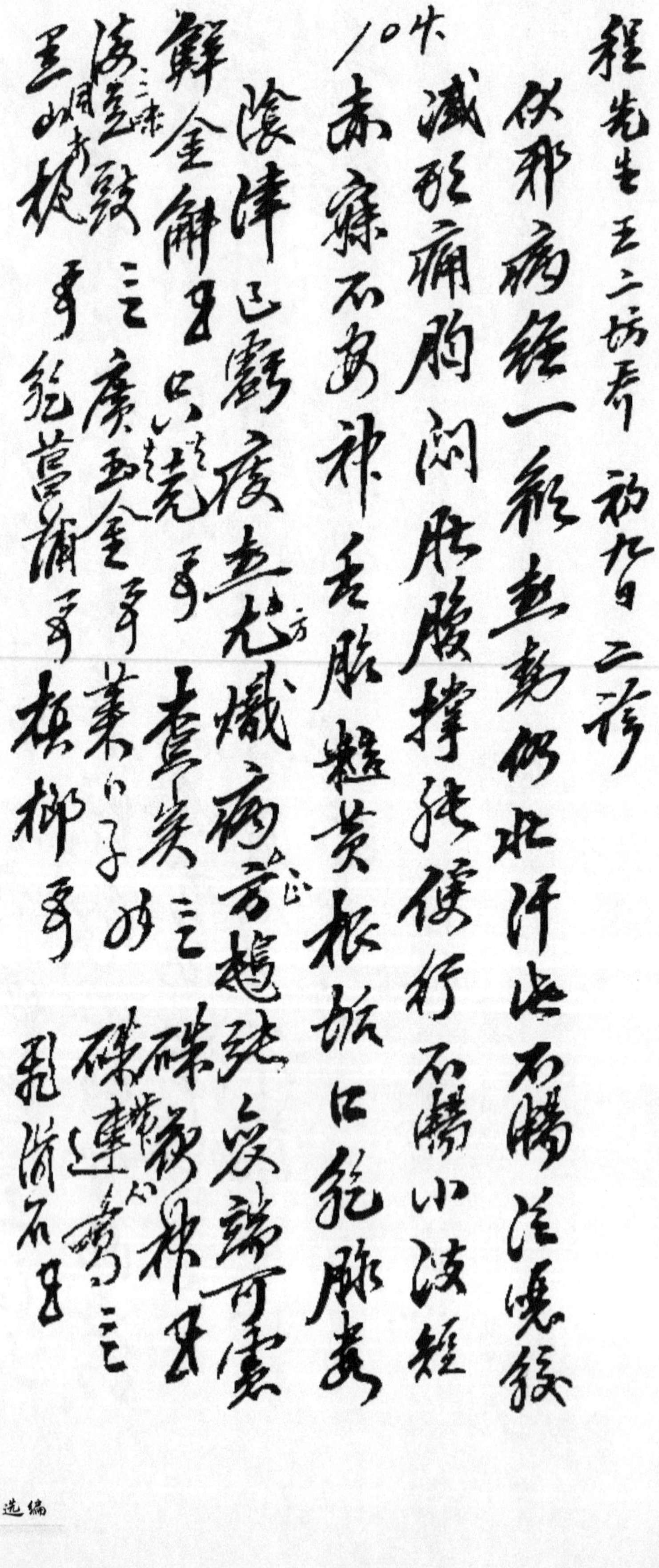

程先生　王二坊桥　**初九日　二诊**

伏邪病经一候，热势仍壮，汗泄不畅，泛恶较减，头痛胸闷，肚腹撑胀，便行不畅，小溲短赤，寐不安神，舌苔糙黄根垢，口干，脉数。阴津已亏，痰热尤（方）炽，病方（正）鸱张，变端可虑。

鲜金斛五钱　枳壳二钱半，生　查炭三钱　珠茯神五钱
淡豆豉三钱　广玉金二钱半　莱卜子四钱　珠连翘三钱，带心
黑山栀二钱，三味同打　干菖蒲二钱半　槟榔二钱半　飞滑石五钱，包

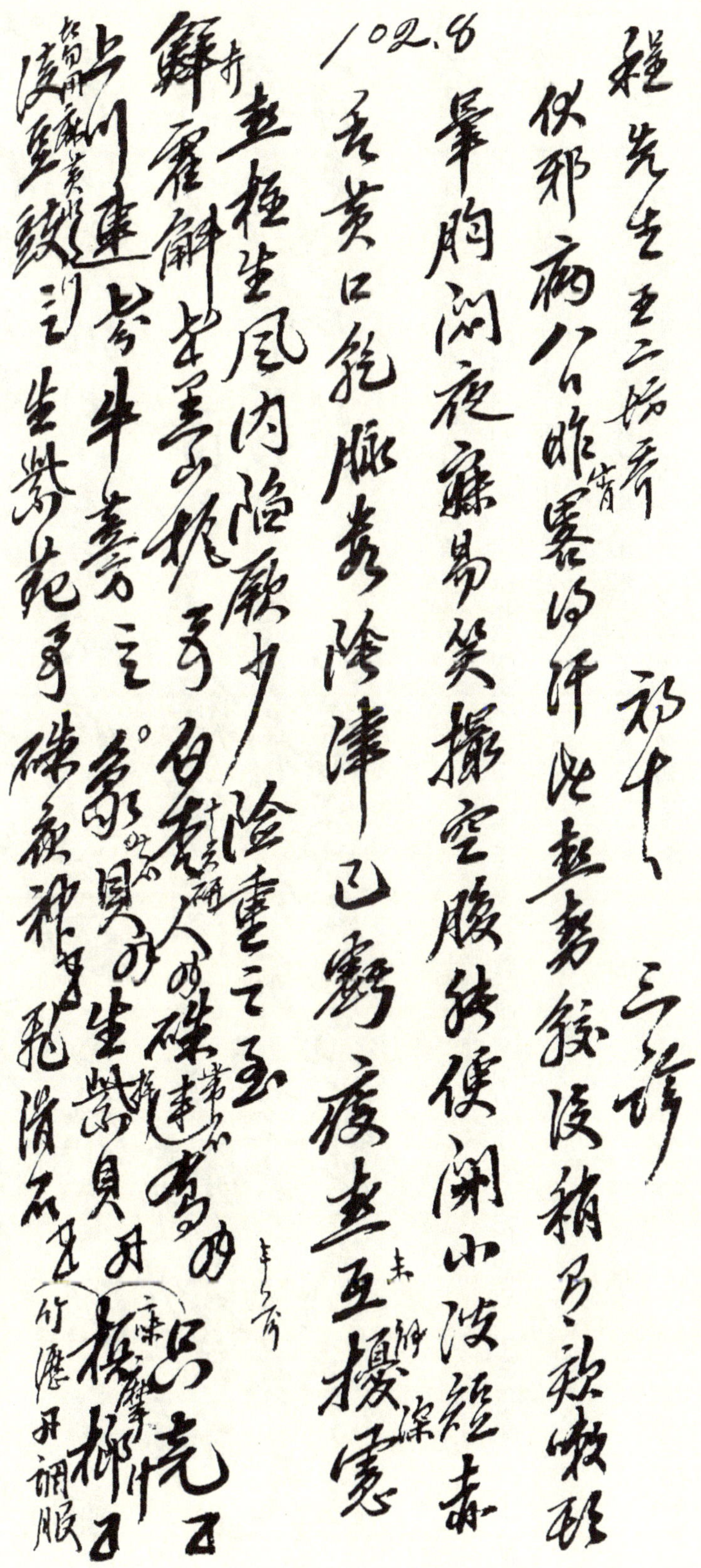

程耀卿先生 王二坊桥 **初十日 三诊**

伏邪病八日，昨宵略得汗泄，热势较淡，稍有咳嗽，头晕胸闷，夜寐易笑撮空，腹胀便闭，小溲短赤，舌黄，口干，脉数。阴津已亏，痰热互扰（未解），（深）虑热极生风，内陷厥少，险重之至。

鲜霍斛七钱，打　黑山栀二钱半　白杏仁四钱，去尖研　硃连翘四钱，带心

上川连七分　牛蒡子三钱　象贝四钱，去心　生紫贝一两，杵　（枳壳一钱）　槟榔一钱，二味磨汁，竹沥一两，调服

淡豆豉三钱，切勿用麻黄水炒　生紫菀二钱半　硃茯神五钱　飞滑石五钱

冯先生　伏邪病案　东中市　初八日　一诊

伏邪痰湿互阻，三焦气化失宜，热经五日，热势仍壮，胸闷头晕，时作泛恶，肚腹撑胀，心中懊侬，便行不畅，小溲短赤，寐不安神，切脉滑数，舌苔黄垢，口干而腻。明交七日方张之际，幸勿泛视。

陈皮一钱　鲜佩兰三钱

苏叶一钱　淡豆豉三钱　白夕利四钱　竹茹三钱　连翘三钱　赤苓四钱

上川连七分　黑山栀三钱　枳壳二钱半　莱卜子四钱　飞滑石五钱　泽泻三钱

另：玉枢丹末二分　佛手露一两

冯先生　东中市　**初九日**　**二诊**

伏邪病经六日热势得减，汗泄不畅，头晕，胸闷泛恶均较差，仍心中懊憹，肚腹撑胀，有矢气不大便，小溲短赤，舌苔糙黄，根垢口干，脉数。病势虽得减轻，痰热仍多蕴蒸，明交一候，正出入关津，未敢以小效为恃。

上川连七钱，淡姜水炒　枳实一钱，磨　干菖蒲二钱半　硃连翘四钱　泽泻三钱
淡豆豉三钱　竹茹三钱　查炭三钱　飞滑石五钱　佩兰三钱
黑山栀三钱　玉金二钱半　莱卜子四钱　车前子四钱
生石决明二两　薄荷七分　芦根一两

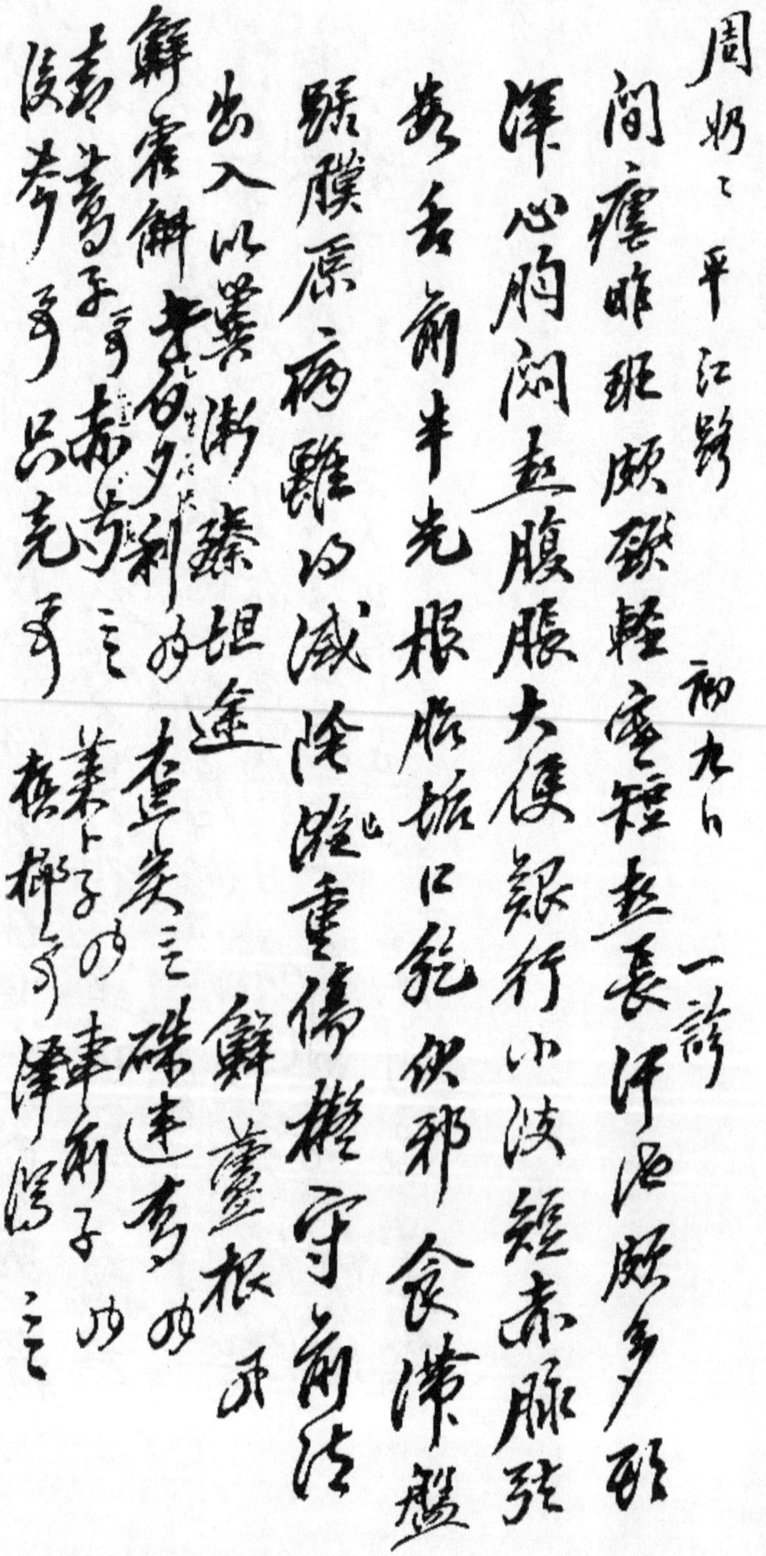

周奶奶　间疟案　平江路　初九日　一诊

间疟昨班颇颈轻，寒短热长，汗泄颇多，头昏心胸闷热，腹胀，大便艰行，小溲短赤，脉弦数，舌前半光，根苔垢，口干。伏邪食滞，盘踞膜原，病虽得减，阴液重伤。拟守前法出入，以冀渐臻坦途。

鲜霍斛七钱　白夕利生石决明，四钱　查炭三钱　硃连翘四钱　鲜芦根一两

青蒿子二钱半　赤芍黑山栀，三钱　莱卜子四钱　车前子四钱

淡芩二钱半　枳壳二钱半　槟榔二钱半　泽泻三钱

100.6

江小姐 李王庙桥 初九日 一诊
伏邪病经廿七日疹瘖渐回热势退而未净时
有汗泄肚腹膨胀便行不畅小溲短赤舌前
半光红根苔灰垢口干脉软数阴液亏损
邪滞逗留无力托达明届四候热退尚非
易易也姑拟养阴泄热导滞下行

江小姐 伏邪温病案 李王庙桥 **初九日** 一诊

伏邪病经廿七日，疹瘖渐回，热势退而未净，时有汗泄，肚腹膨胀，便行不畅，小溲短赤，舌前半光红，根苔灰垢，口干，脉软数。阴液亏损，邪滞逗留，无力托达，明届四候，热退尚非易易也，姑拟养阴泄热导滞下行。

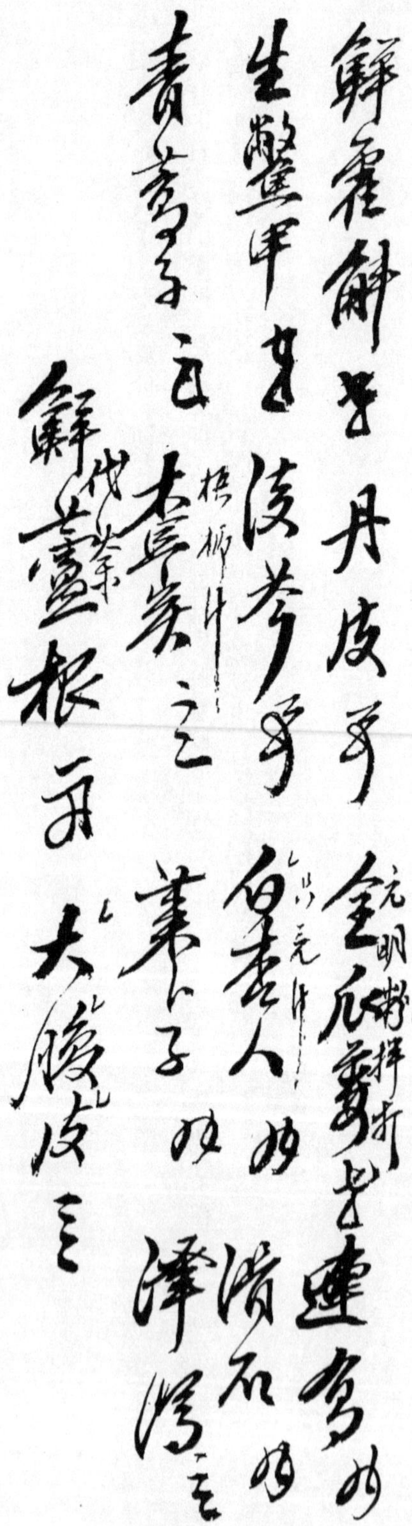

鲜霍斛七钱 丹皮二钱半 全瓜蒌七钱，元明粉拌打 连翘四钱
生鳖甲五钱 淡芩二钱半 白杏仁四钱，枳壳汁 滑石四钱
青蒿子二钱 查炭三钱，槟榔汁 莱卜子四钱 泽泻三钱
鲜芦根二两，代茶 大腹皮三钱

江小姐　李王庙桥　**十二日　二诊**

伏邪病匝月，热势乍盛乍衰，药后畅下宿垢，汗多较减，仍肚腹膨胀，小溲短赤，舌尖半光根苔灰垢，口干，脉软数。邪滞犹蕴，阴液重伤。仍当从前法出入，以冀渐臻坦途，不生波折为幸。

鲜金斛七钱，打　青蒿子三钱　查炭三钱　全瓜蒌一两，打　车前四钱

生鳖甲七钱，杵　丹皮二钱半　炙鸡金四钱　白杏仁泥五钱，去尖　芦根二两，代茶

元武版五钱，杵　淡芩二钱半，炒　硃连翘四钱　飞滑石五钱

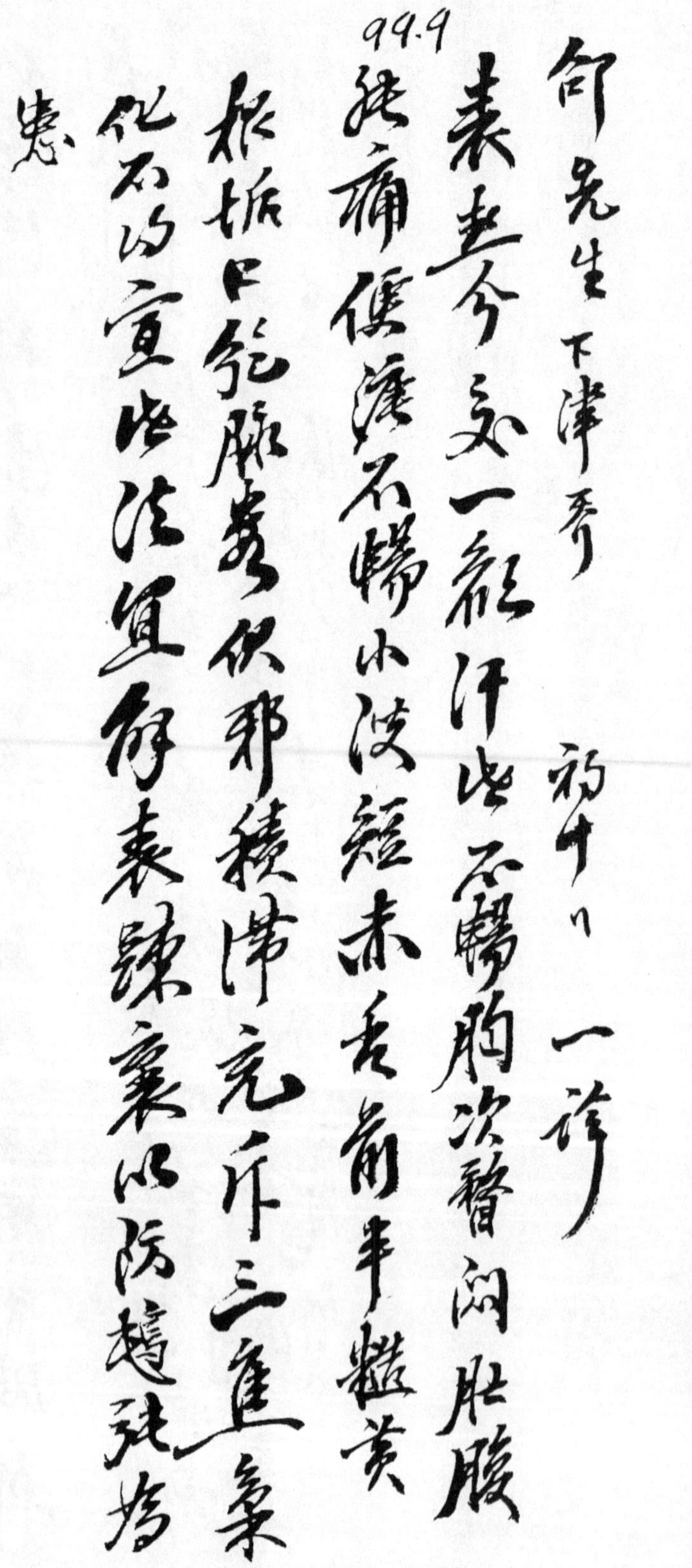

郃先生 伏邪病案 下津桥 **初十日 一诊**

表热今交一候，汗泄不畅，胸次瞀闷，肚腹胀痛，便溏不畅，小溲短赤，舌前半糙黄根垢，口干，脉数。伏邪积滞充斥三焦，气化不得宣泄。法宜解表疏里，以防鸱张为患。

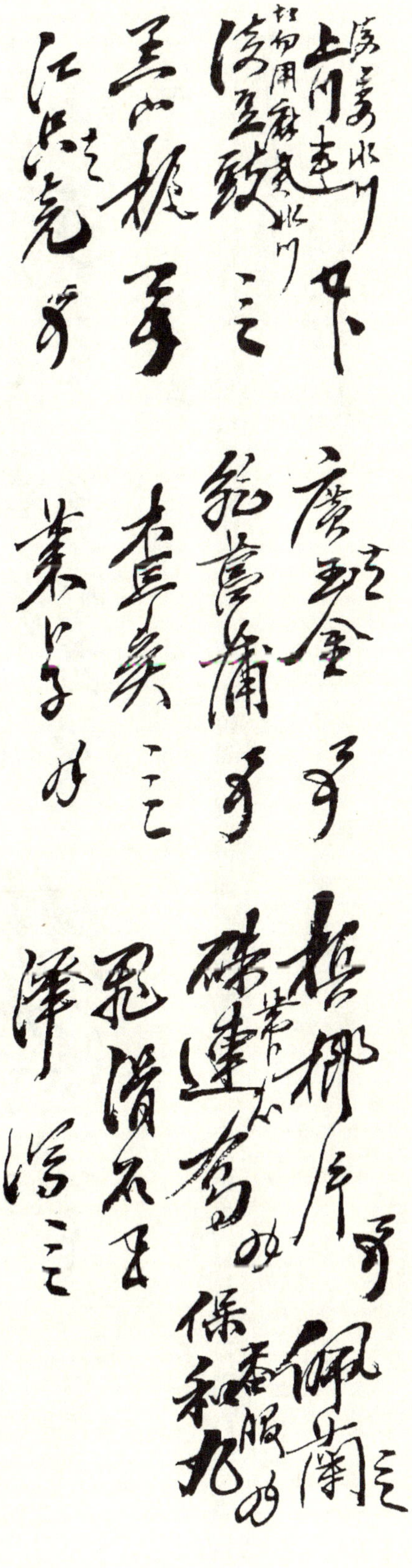

上川连七分，淡姜水炒　广玉金二钱半，生　槟榔片二钱半　佩兰三钱

淡豆豉三钱，切勿用麻黄水炒　干菖蒲二钱半　硃连翘带心，四钱　保和丸四钱，吞服

黑山栀一钱半　查炭三钱　飞滑石五钱

江枳壳一钱半，生　莱卜子四钱　泽泻三钱　车前子四钱

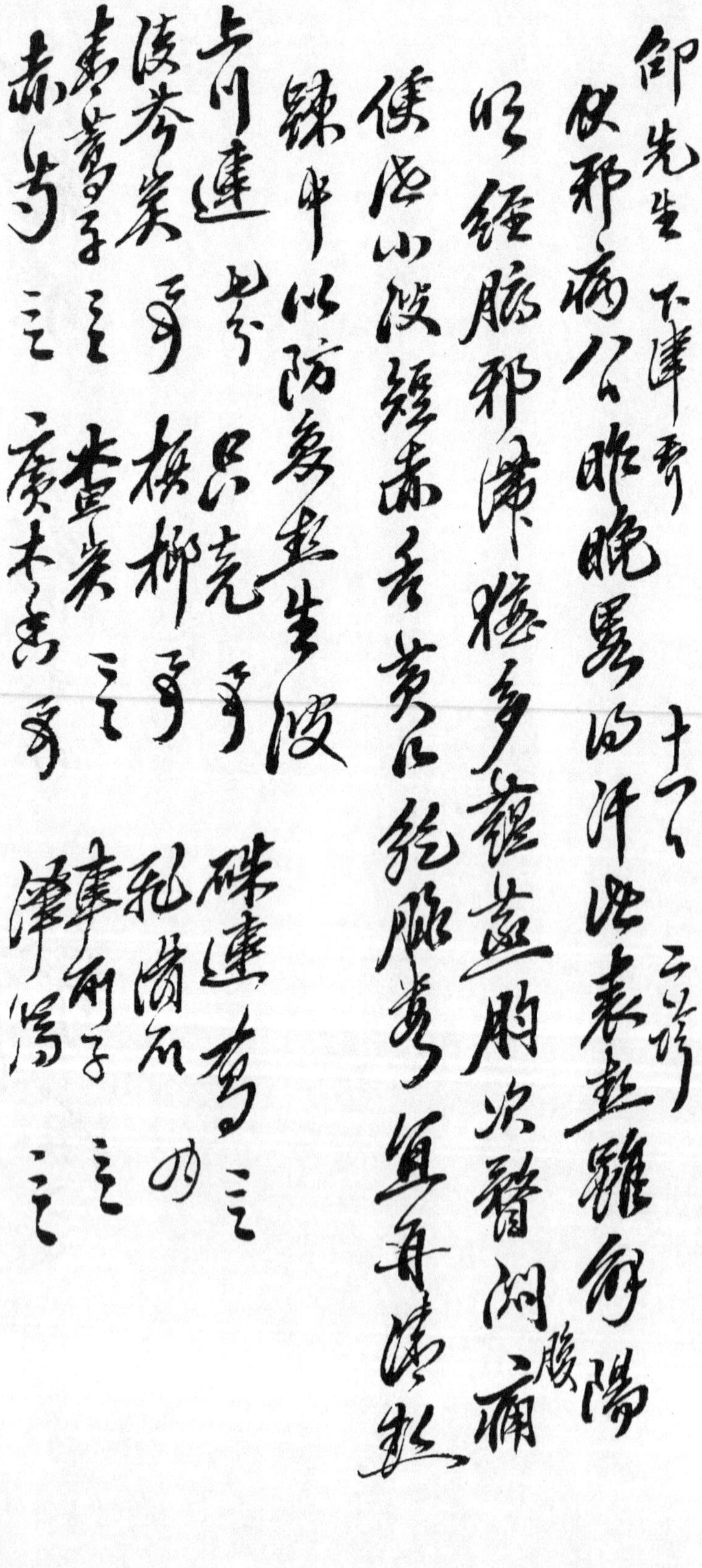

郜先生

下津桥　十一日　二诊

伏邪病八日，昨晚略得汗泄，表热虽解，阳明经腑邪滞犹多蕴蒸，胸次瞀闷，（腹）痛便泄，小溲短赤，舌黄，口干，脉数。宜再清热疏中，以防复热生波。

上川连七分　枳壳二钱半　硃连翘三钱

淡芩炭二钱半　槟榔二钱半　飞滑石四钱

青蒿子三钱　查炭三钱　车前子三钱

赤芍三钱　广木香二钱半　泽泻三钱

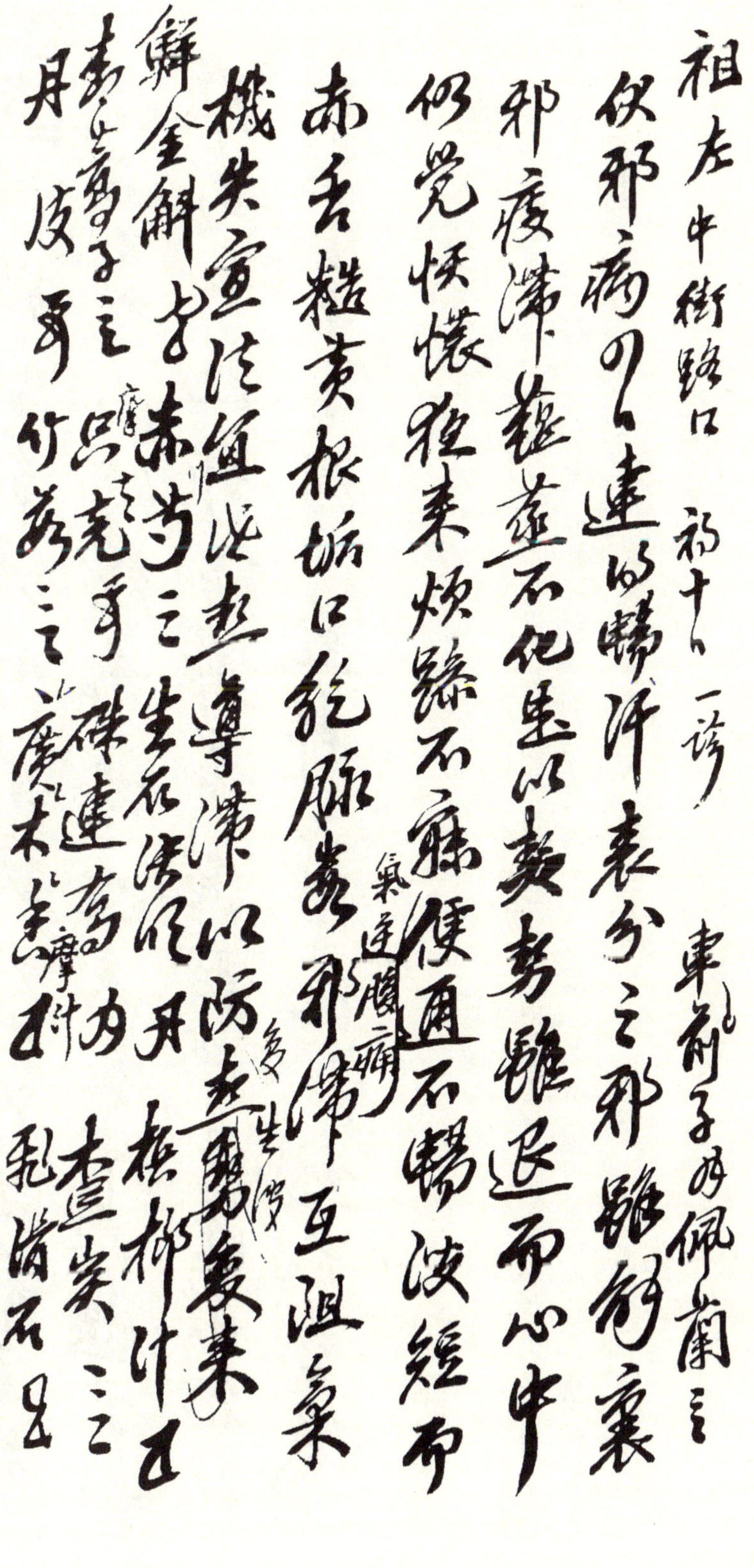

祖左　伏邪案　中街路口　**初十日**　**一诊**

伏邪病四日，连得畅汗，表分之邪虽解，里邪痰滞蕴蒸不化，是以热势虽退而心中仍觉懊侬，夜来烦躁不寐，（气逆腹痛），便通不畅，溲短而赤，舌糙黄根垢，口干，脉数。邪滞互阻，气机失宣。法宜泄热导滞，以防复热生波。

鲜金斛七钱　赤芍三钱，炒　生石决明一两　槟榔汁一钱
青蒿子三钱　枳壳二钱半，生磨　珠连翘四钱　查炭三钱
丹皮二钱半　竹茹三钱　广木香一钱，磨汁　飞滑石五钱

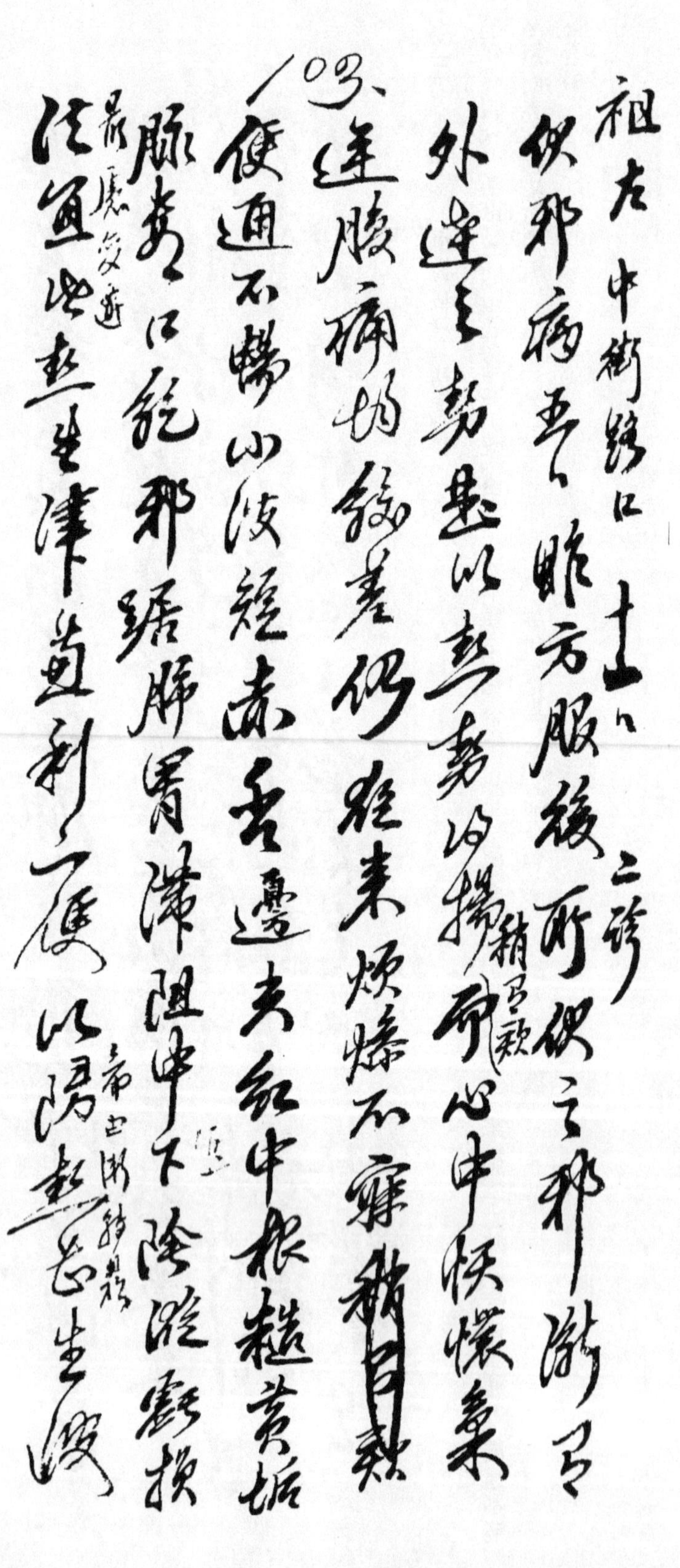

祖左

中街路口　十二日　二诊

伏邪病五日，昨方服后所伏之邪，渐有外达之势，是以热势得扬，（稍有咳），而心中懊侬、气逆腹痛均较差，仍夜来烦躁不寐，便通不畅，小溲短赤，舌边尖红中根糙黄垢，脉数，口干。邪踞肺胃，滞阻中下（焦），阴液亏损，（最虑变迁）。法宜泄热生津，兼利二便，（希由渐转松），以防由热甚生波。

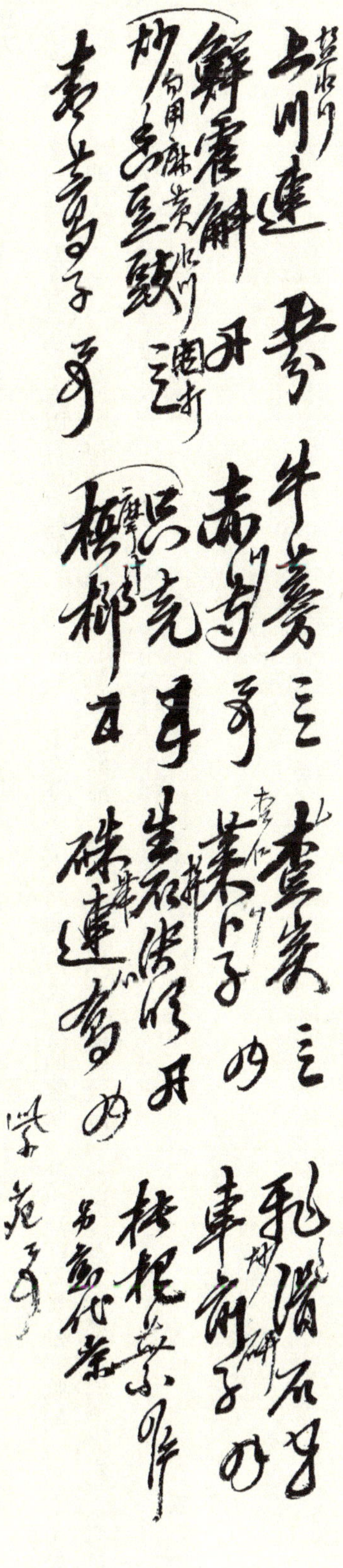

上川连五分，盐水炒　牛蒡三钱　查炭三钱　飞滑石五钱，包

鲜霍斛一两　赤芍二钱半　莱卜子四钱，杏仁炒　车前子四钱，炒研

炒香豆豉三钱，勿用麻黄水炒　枳壳一钱　生石决明一两，杵　枇杷叶四片，另煎代茶

青蒿子二钱半　槟榔一钱，磨汁　硃连翘四钱，带心　紫菀二钱半

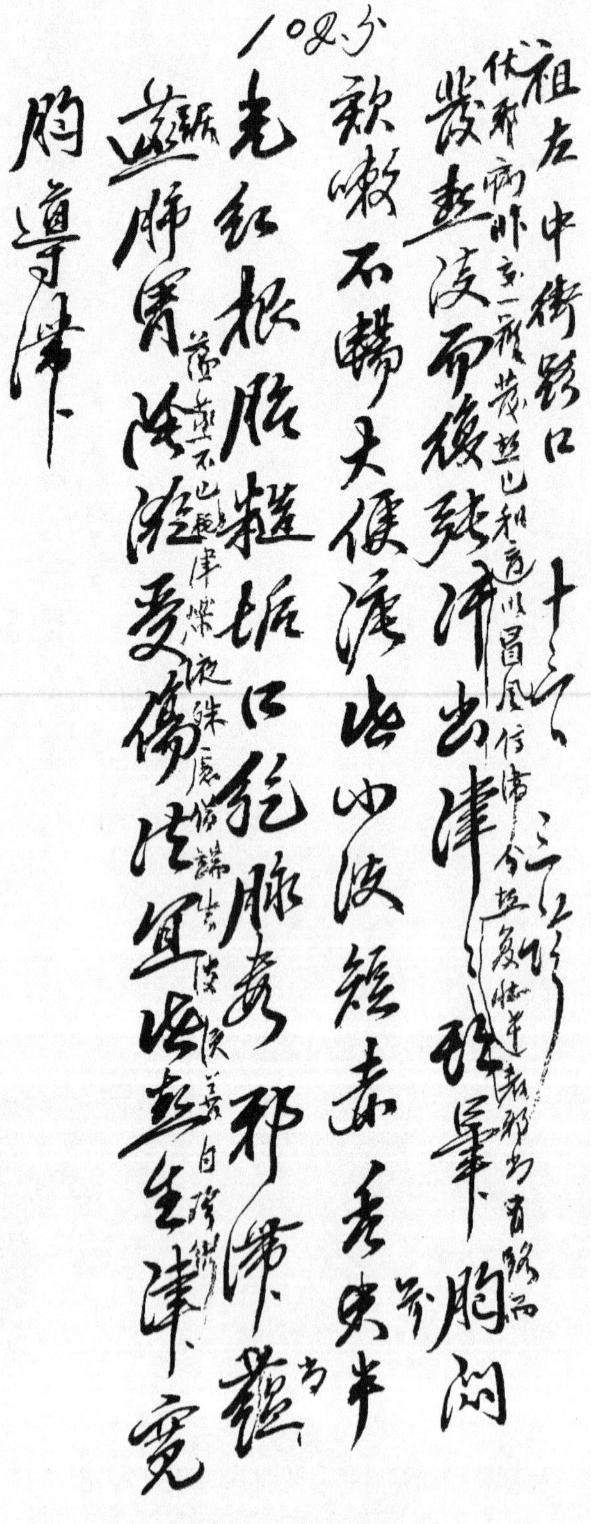

祖左　中街路口　十三日　三诊

（伏邪病昨交一候，发热已和，方以冒风行滞，今热复壮，幸表邪出尚有路而）发热淡而复张，汗出津津，头晕，胸闷，咳嗽不畅，大便溏泄，小溲短赤，舌前半光红，根苔糙垢，口干，脉数，邪滞（尚踞）肺胃，（蕴蒸不已，耗津烁液，殊虑借端生波，须善自珍卫）。法宜泄热生津，宽胸导滞。

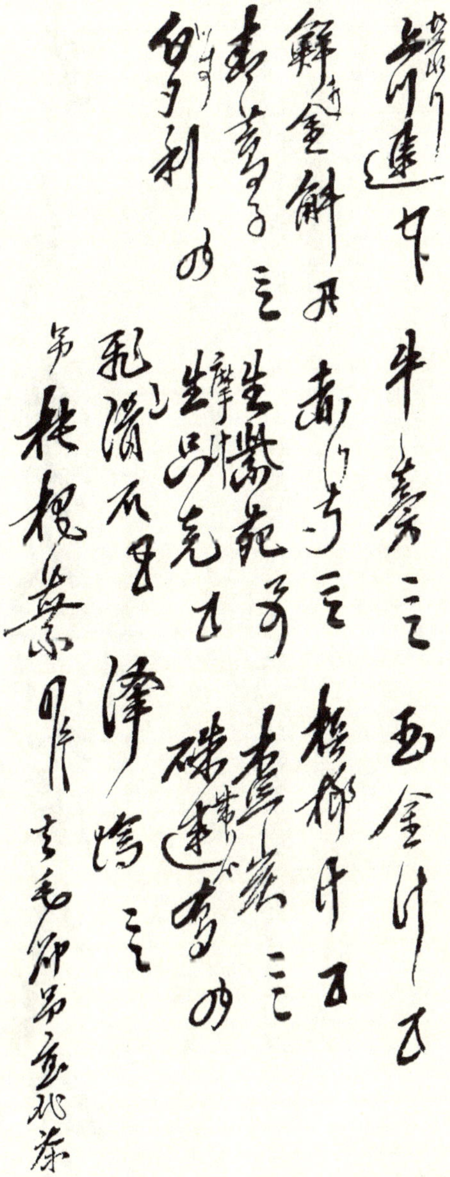

上川连七分，盐水炒　牛蒡三钱　玉金汁一钱

鲜金斛一两，打　赤芍三钱，炒　槟榔汁一钱

青蒿子三钱　生紫菀二钱半　查炭三钱

白夕利四钱　生枳壳一钱，磨汁　硃连翘四钱，带心

飞滑石五钱，包　泽泻三钱

另：枇杷叶四片，去毛筋，另煎代茶。

祖左　中街路口　十七日　**转方**　**四诊**

表热得退，仍咳嗽头浑，胸闷腹胀，肢体疲惫。病后体乏，必须善自珍卫，以防反复生波。

青蒿三钱　枳壳二钱半　象贝四钱　车前子四钱

白夕利四钱　竹茹三钱　查炭三钱　泽泻三钱

赤芍三钱　白杏仁四钱　大腹皮三钱　枇杷叶三片

孙先生　伏邪病案　右圣庙　**初十日**　**一诊**

伏邪病四十三日，热势蒸蒸，汗出津津，咳窒胸闷，神昏迷睡，四肢搐搦，舌光根垢，口干，脉软数，便闭溲黄。正虚邪实，攻补两难，动风昏陷，洵属易易，勉拟一方以尽人事，终恐鞭长莫及耳。

鲜霍斛一两　赤芍二钱半，炒　象贝四钱，去心　槟榔片二钱半　牛黄丸一粒，研末

生鳖甲七钱　生紫菀二钱半　白杏仁四钱，去尖　砝连翘四钱　鲜竹沥二两，调服

青蒿子二钱半　枳壳二钱半，生　莱卜子四钱，炒研　生紫贝齿二两，杵

黑栀　淡芩

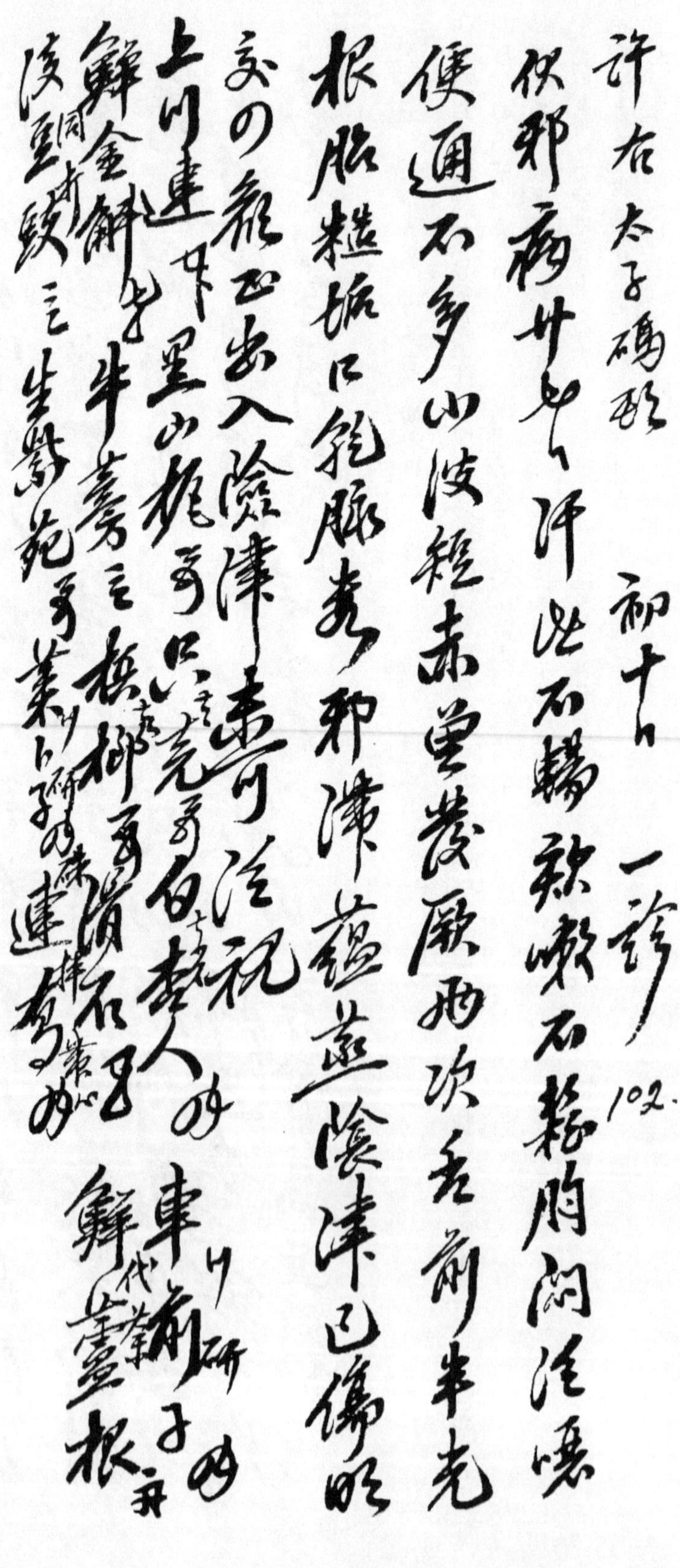

许右　伏邪病案　太子码头　**初十日**　**一诊**

伏邪病二十七日，汗泄不畅，咳嗽不松，胸闷泛恶，便通不多，小溲短赤，曾发厥两次，舌前半光，根苔糙垢，口干脉数。邪滞蕴蒸，阴津已伤，明交四候，正出入险津，未可泛视。

上川连五分　黑山栀二钱半　枳壳二钱半　白杏仁四钱，去尖　车前子四钱，炒研

鲜金斛七钱　牛蒡三钱　槟榔二钱半，去心　飞滑石五钱　鲜芦根二两，代茶

淡豆豉三钱，同打　生紫菀二钱半　莱卜子四钱，炒研　硃连翘四钱，带心

许右　太子码头　**十一日**　二诊

伏邪病四候，药后咳嗽较畅，胸闷泛恶得减，舌干较润，便通不畅。邪热愈蒸，阴液愈涸，深恐正不胜邪，昏陷厥变，（小效尚不足恃），今方仍从阳明太阴主治。

鲜霍斛一两　牛蒡子三钱　淡芩二钱　袾连翘四钱，带心

淡豆豉二钱，切不可麻黄水炒　生紫菀二钱半　槟榔二钱　飞滑石五钱，薄荷七分同包煎

黑山栀二钱半，三味同打　枳壳二钱半，生　白杏仁四钱，去尖研　车前子四钱，炒研

鲜芦根二两，去节泡汤代茶

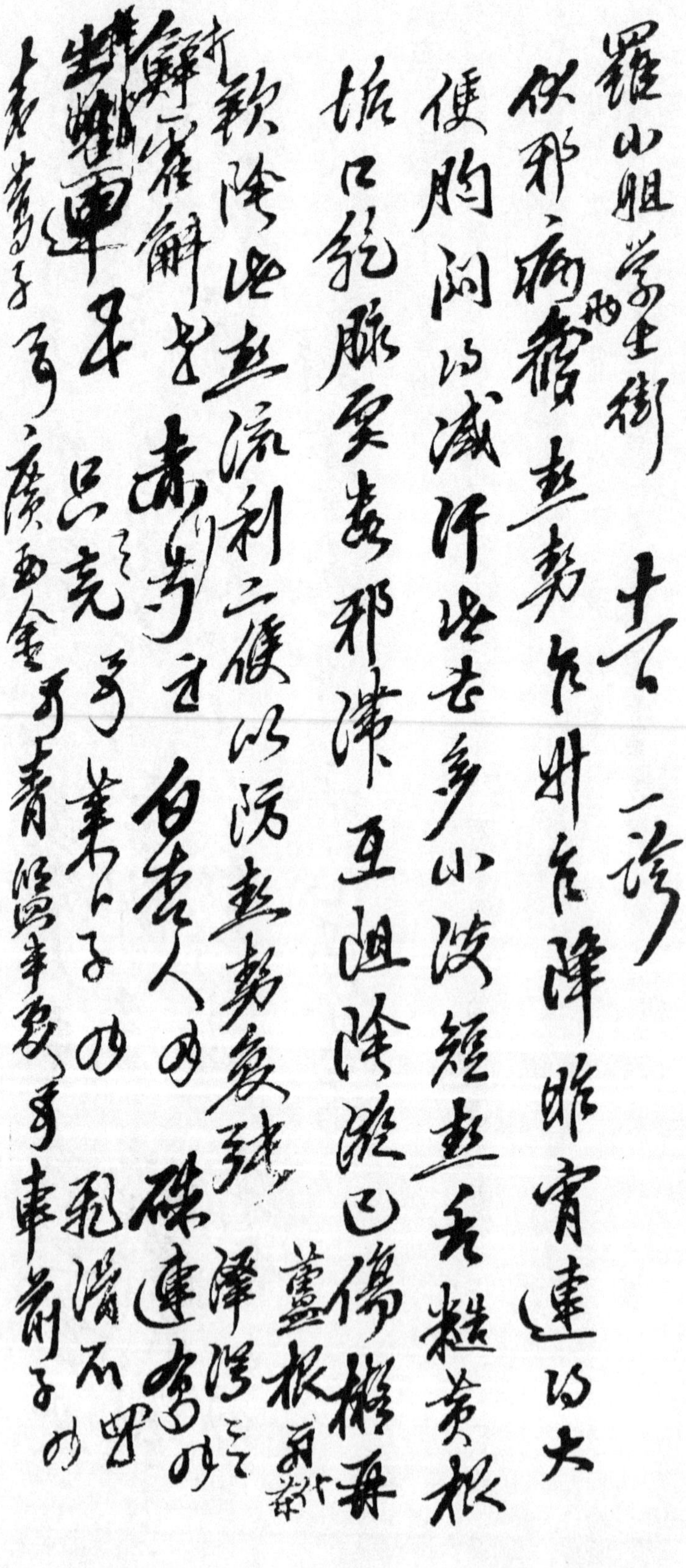

罗小姐　伏邪病案　学士街　十一日　一诊

伏邪病两候，热势乍升乍降，昨宵连得大便，胸闷得减，汗泄甚多，小溲短热，舌糙黄根垢，口干脉软数。邪滞互阻，阴液已伤。拟再养阴泄热，流利二便，以防热势复张。

鲜霍斛七钱，打　赤芍二钱，炒　白杏仁四钱　硃连翘四钱

生鳖甲五钱　枳壳二钱半，生　莱卜子四钱　飞滑石五钱

青蒿子二钱半　广玉金二钱半　青盐半夏二钱　车前子四钱

泽泻三钱　芦根二两，代茶

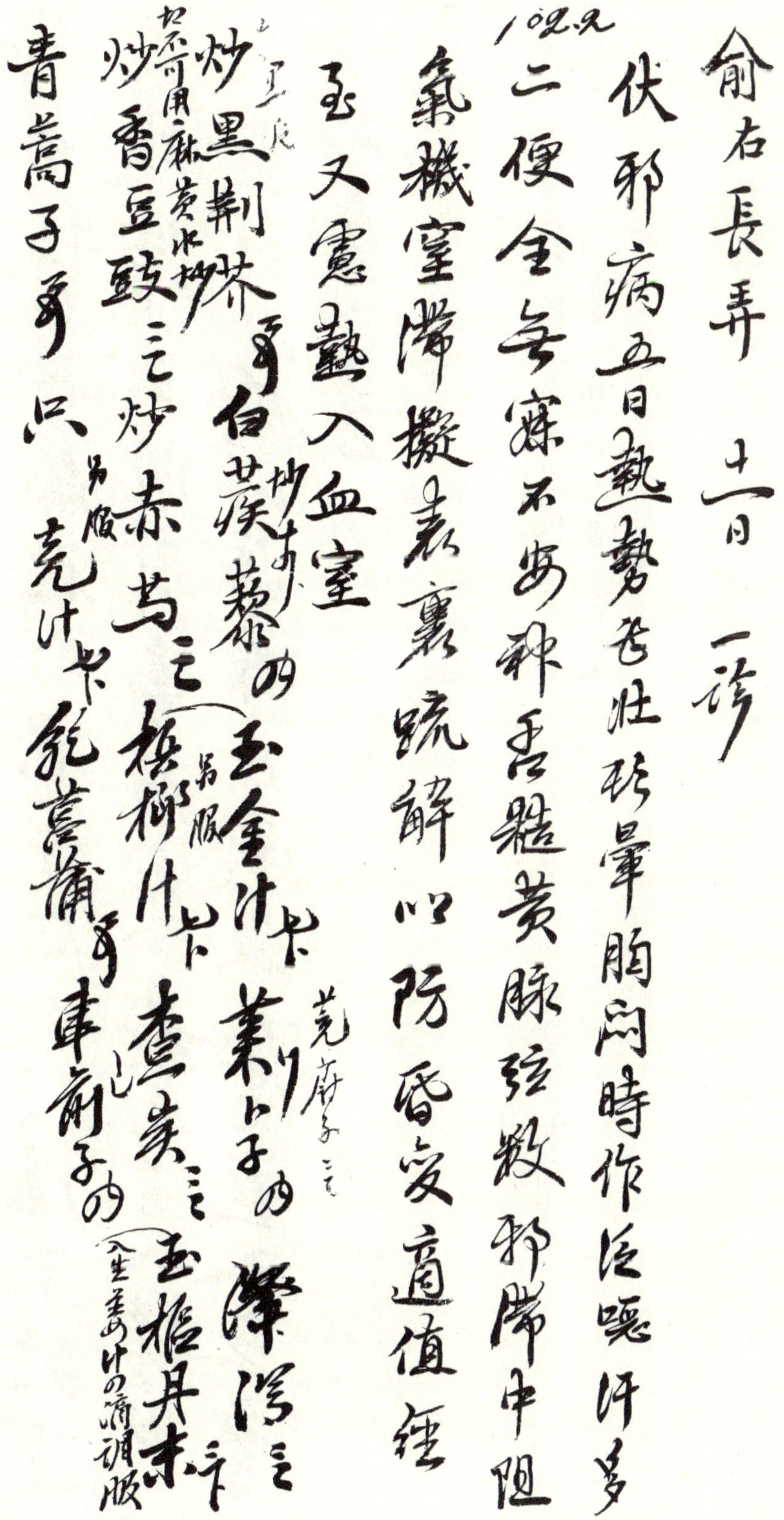

俞右　伏邪病案　长弄　**十一日　一诊**

伏邪病五日，热势甚壮，头晕胸闷时作，泛恶汗多，二便全无，寐不安神，舌糙黄，脉弦数。邪滞中阻，气机窒滞。拟表里疏解以防昏变，适值经至，又虑热入血室。

炒黑荆芥二钱半，黑栀　白蒺藜四钱，炒打　（玉金汁七分　莱卜子炒，四钱　泽泻三钱

炒香豆豉三钱，切不可用麻黄水炒　炒赤芍三钱　槟榔汁七分，另服　车前子四钱包

青蒿子二钱半　枳壳汁七分，另服　干菖蒲二钱半　查炭三钱　（玉枢丹末三分，入生姜汁四滴调服

茺蔚子二钱

俞右　長弄　十二日　二診

102.6

伏邪病六日熱勢仍壯汗泄頗多頭暈胸次悶窒不時泛惡腹中絞痛二便全無經行不暢徹夜不寐舌苔黃垢脈來弦數邪滯互阻引動肝氣擬解表疏中兼利二便以防痛甚厥變又慮熱入血室險重之至

俞右　长弄　**十二日　二诊**

伏邪病六日，热势仍壮，汗泄颇多，头晕，胸次闷窒，不时泛恶，腹中绞痛，二便全无，经行不畅，彻夜不寐，舌苔黄垢，脉来弦数。邪滞互阻，引动肝气，拟解表疏中，兼利二便，以防痛甚厥变，又虑热入血室，险重之至。

炒香豆豉三钱，切勿用麻黄水炒
黑山栀二钱
青蒿子二钱
白夕利四钱

枳壳一钱　赤芍三钱　车前子四钱
槟榔一钱　查炭三钱　泽泻三钱
上沉香五分，磨汁　茺蔚子四钱
乌药七分，四味另服　延胡索三钱

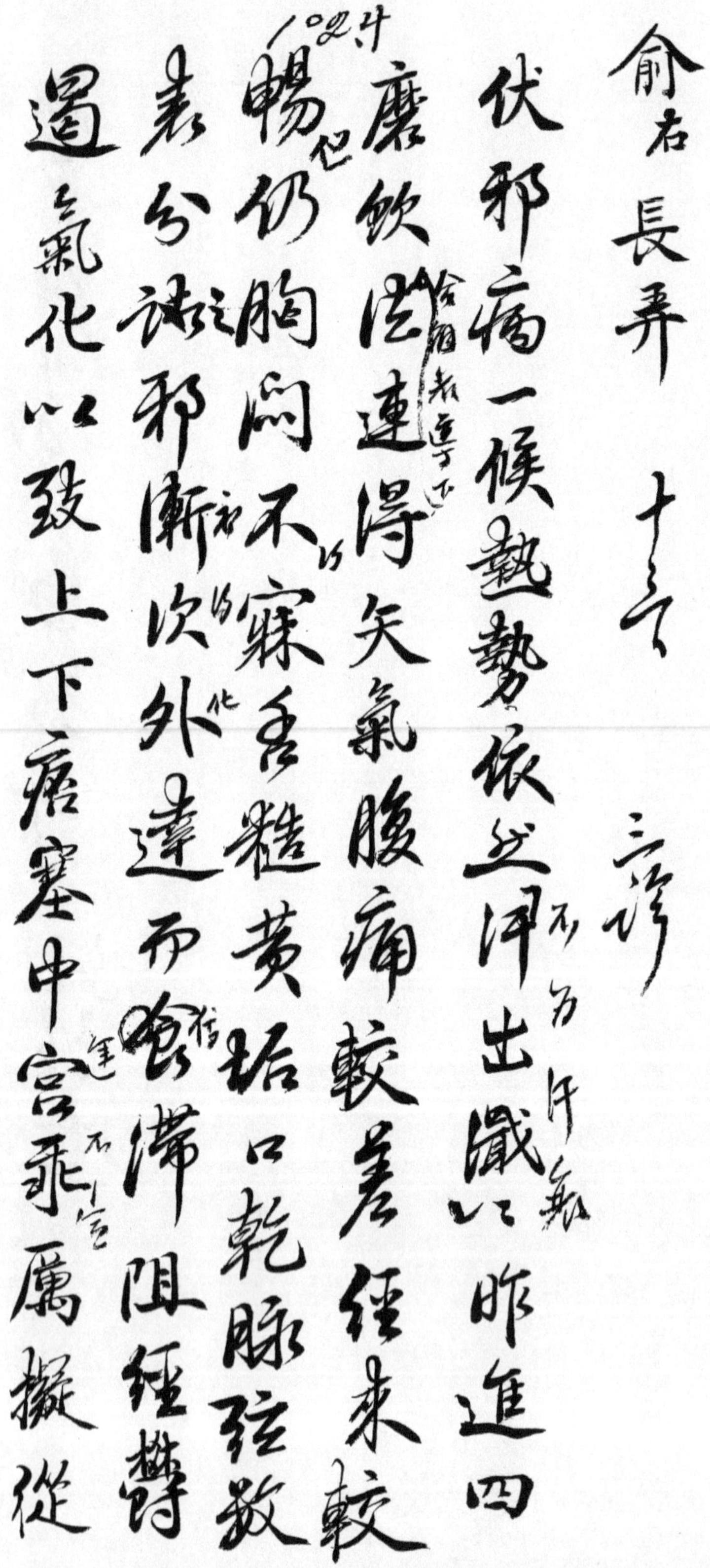

俞右 长弄 十三日 三诊

伏邪病一候，热势依然，汗出濈濈（不为汗衰），昨进四磨饮法（合解表导下），连得矢气，腹痛较瘥，经来较畅，（但）仍胸闷不（得）寐，舌糙黄垢，口干，脉弦数，表分之邪渐次外达（初得化），而食（后）滞阻经，郁遏气化，以致上下痞塞中宫乖厉（运不宣），拟从前法增损，以冀通则不痛。然热入血室，痛甚（发）厥变，（尚属）意中事也，约后（饵）虽合病机，而区区小效未可遽以为恃也，（须慎之又慎）。仍用四磨饮（另服），再加：

炒香豆豉三钱，勿用麻黄水炒　白蒺藜四钱　广玉金二钱半，生　五灵脂三钱

黑山栀二钱　全伏花三钱，包　干菖蒲二钱　茺蔚子四钱

青蒿子三钱　煅瓦楞粉一两，包　延胡索三钱　赤芍三钱

鲜佛手二钱半，切片

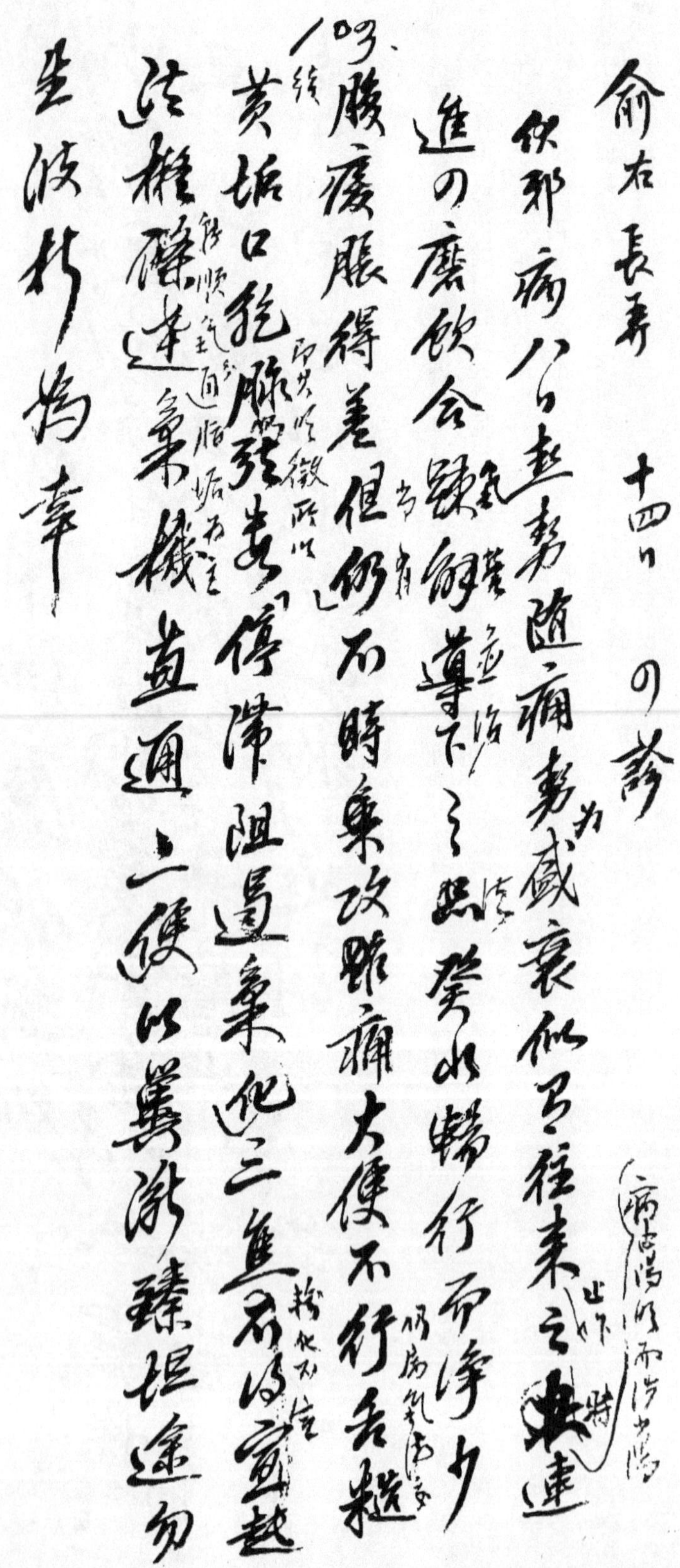

俞右　长弄　**十四日　四诊**

伏邪病八日，热势随痛势（为）盛衰，似有往来止作之时，（病由阳明而涉少阳），连进四磨饮合疏气解表导下之法，（气营兼治），癸水畅行而净，少腹痠胀得瘥，但仍（尚有）不时攻痛，大便不行，（仍属气滞交结）。舌糙黄垢，口干，脉仍弦数（即其明征），（所以）『停滞阻遏气化』，三焦不得宣越（输化不宣）。法拟涤达气机兼通二便（转顺气分通腑垢为主），以冀渐臻坦途，勿生波折为幸。

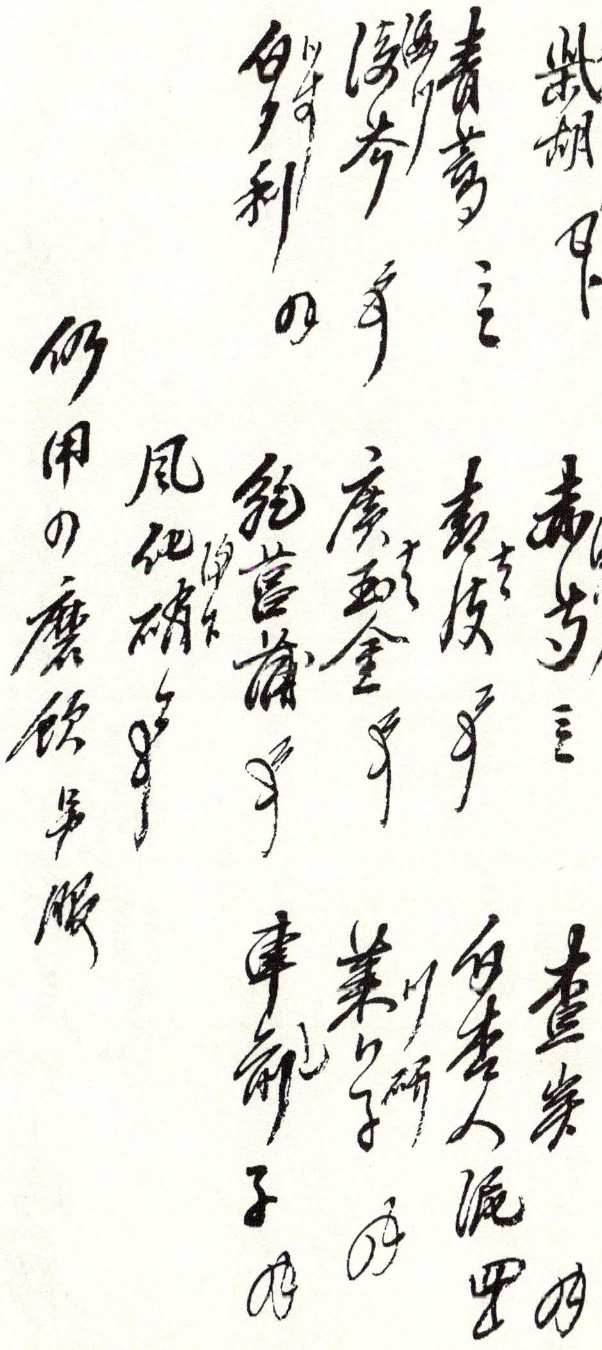

柴胡五分，盐水炒　赤芍三钱，酒炒　查炭四钱
青蒿三钱　青皮二钱半，去　白杏仁泥四钱
淡芩二钱半，酒炒　广玉金二钱半，去
白夕利四钱　干菖蒲二钱半　莱卜子四钱，炒研　车前子四钱，包
风化硝二钱半，后下
仍用四磨饮另服。

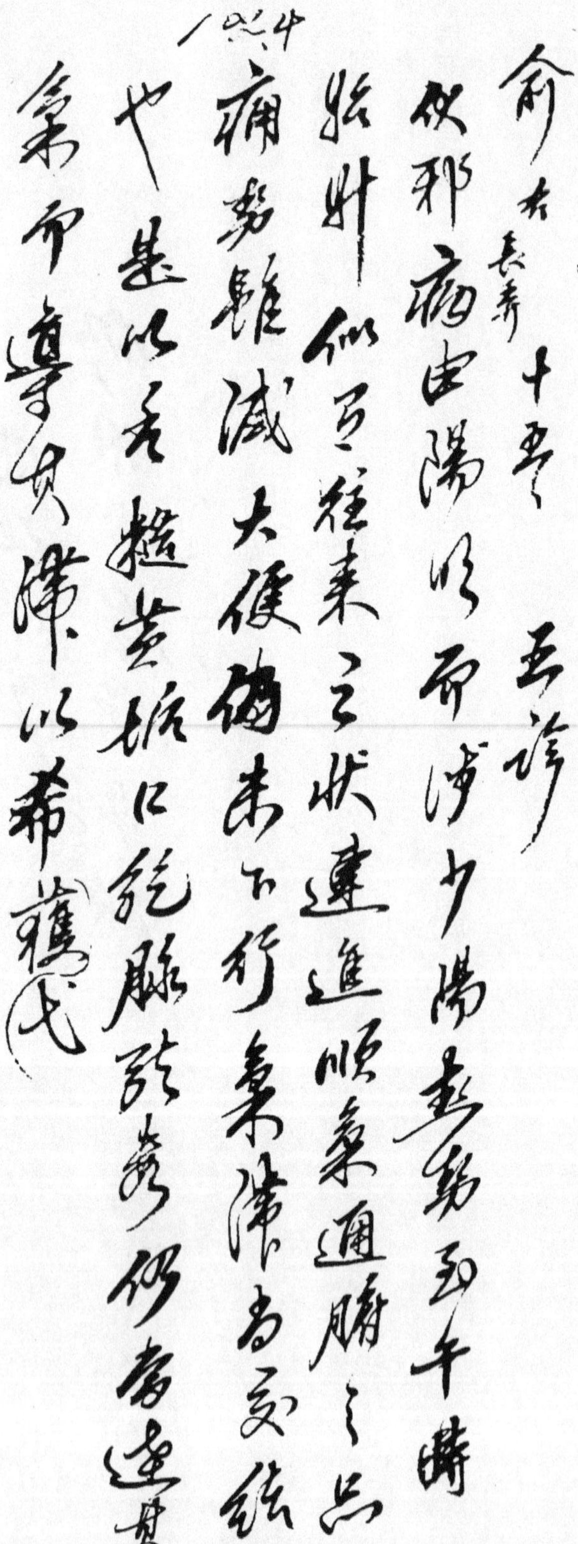

俞右 长弄 **十五日 五诊**

伏邪病由阳明而涉少阳，热势至午时始升，似有往来之状，连进顺气通腑之品，痛势虽减，大便仍未下行，气滞尚交结也，是以舌糙黄垢，口干，脉弦数。仍当达其气而导其滞，以希弋获。

柴胡五分　秦艽二钱半，酒炒　查炭三钱　凉膈散五钱，包

青蒿三钱　青皮二钱半　车前子四钱

淡芩二钱，酒炒　广玉金二钱半　泽泻三钱

赤芍三钱，酒炒　莱卜子四钱

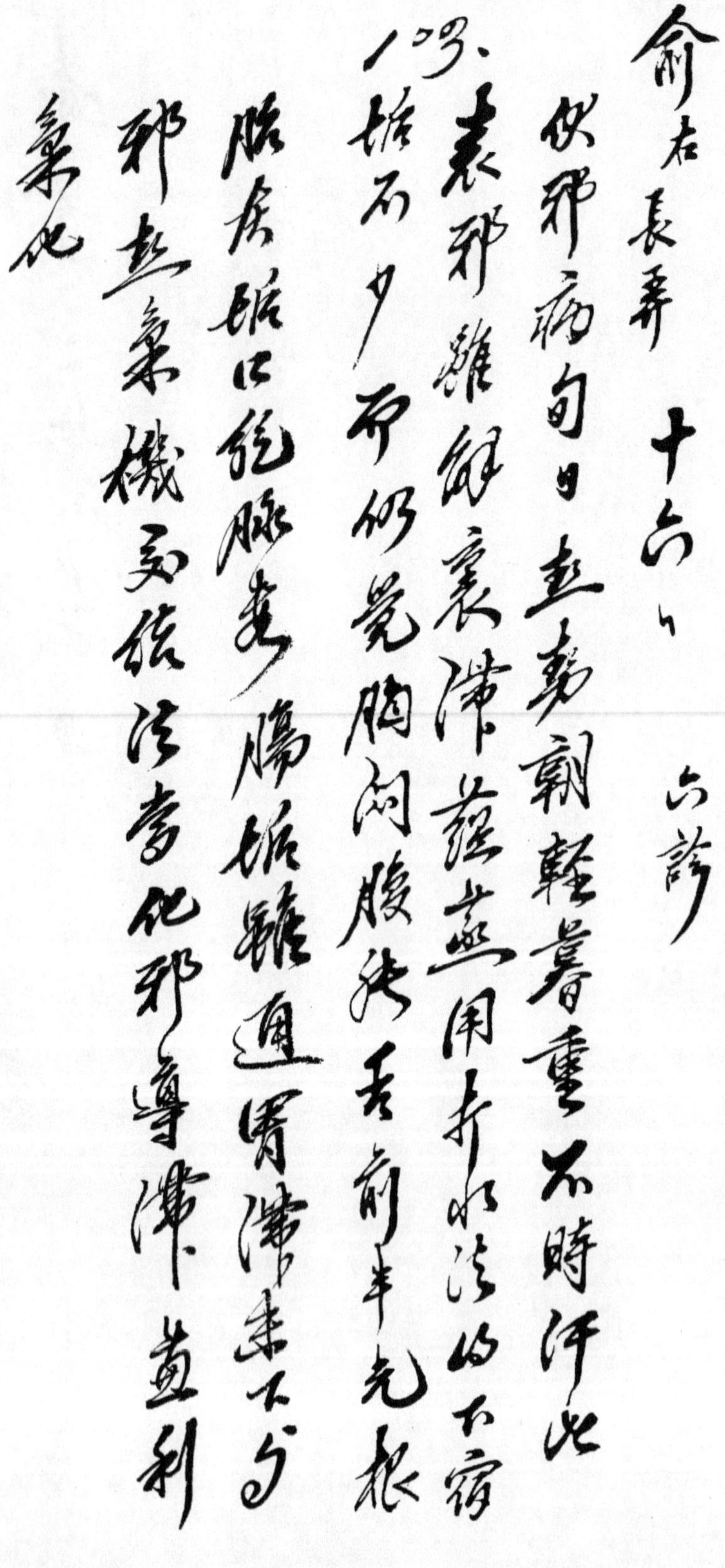

俞右　长弄　十六日　六诊

伏邪病旬日，热势朝轻暮重，不时汗泄，表邪虽解，里滞蕴蒸，用打水法得下宿垢不少，而仍觉胸闷腹胀，舌前半光，根苔灰垢，口干脉数。肠垢虽通，胃滞未下，与邪热气机交结。法当化邪导滞，兼利气化。

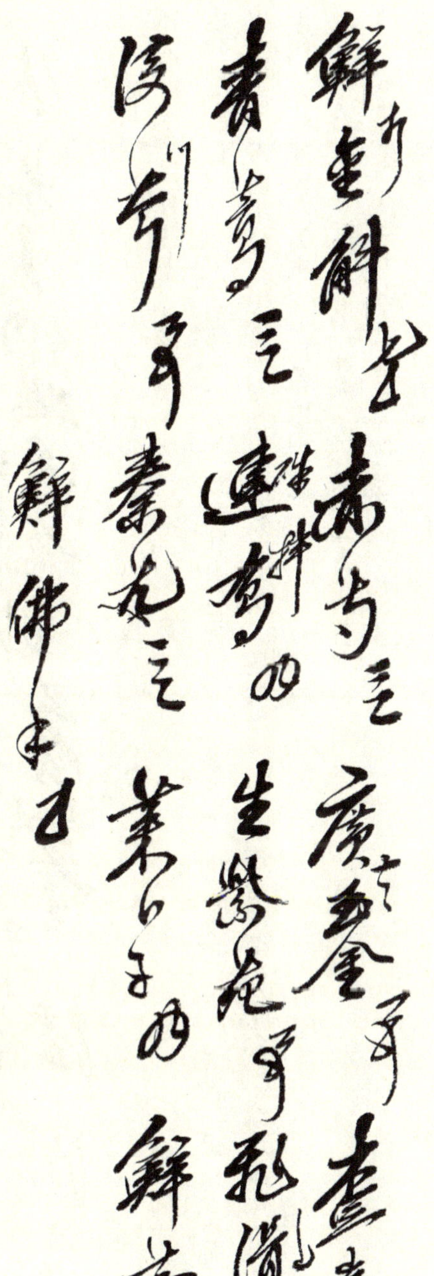

鲜金斛七钱，打　赤芍三钱　广玉金二钱半　查炭三钱
青蒿三钱　连翘四钱，硃拌　生紫菀二钱半　飞滑石五钱
淡芩二钱半　秦艽三钱　莱卜子四钱　鲜芦根一两
鲜佛手一钱

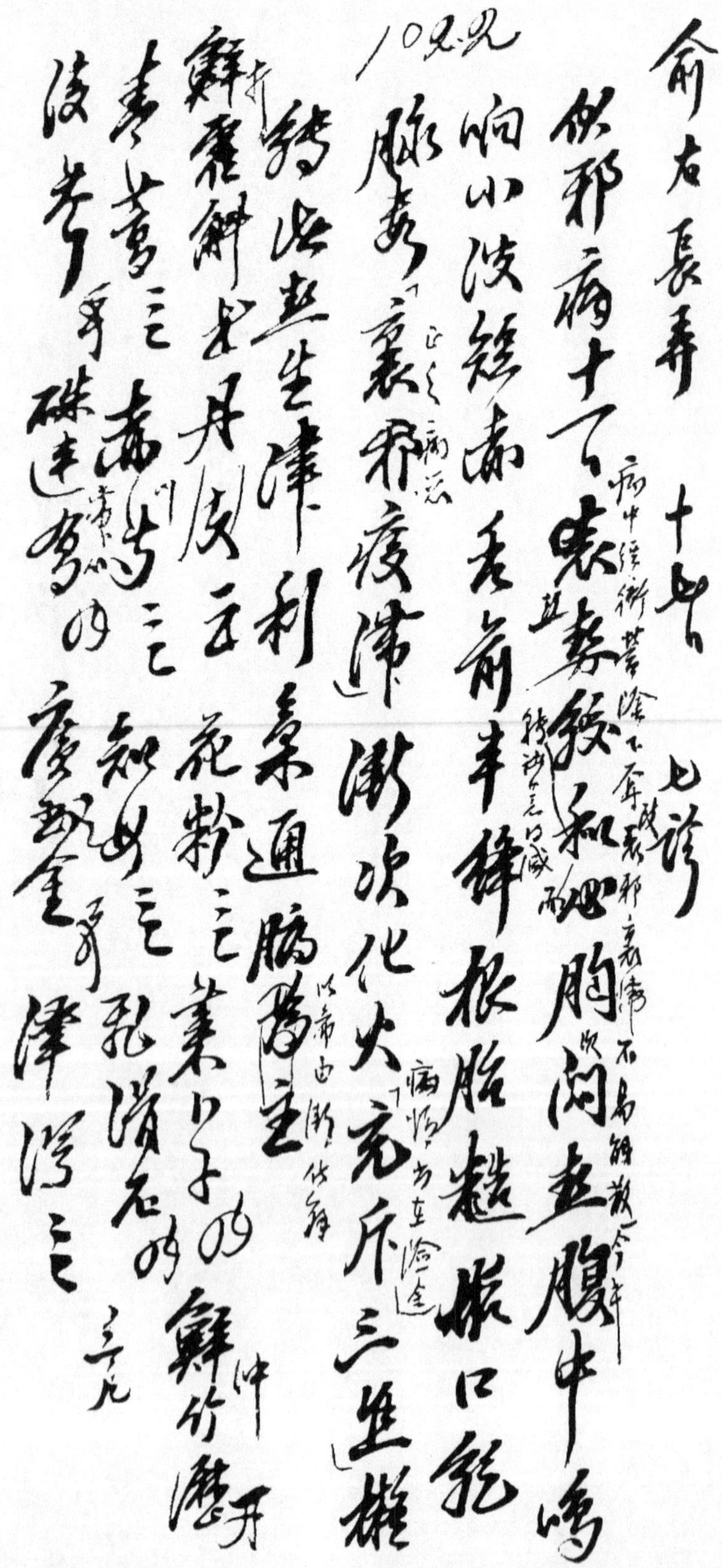

俞右　长弄　**十七日　七诊**

伏邪病十一日，（病中经卫营阴下夺，致表邪里滞不易解散，今幸），热势较和，（转诸恙得减），（而）胸（次）闷热，腹中鸣响，小溲短赤，舌前半绛，根苔糙垢，口干脉数。（正乏病恋），『里邪痰滞』渐次化火，『充斥三焦』（病情尚在险途）。拟转泄热生津，利气通腑（为主），以希由渐化解。

鲜霍斛七钱，打　丹皮二钱，炒　花粉三钱　莱卜子四钱　鲜竹沥一两，冲
青蒿三钱　赤芍三钱，炒　知母三钱　飞滑石四钱
淡芩二钱半　硃连翘四钱，带心　广玉金二钱半　泽泻三钱

俞右　长弄　**十八日　八诊**

伏邪病十二日，病中汗泄甚多，表邪（虽得）渐解，而痰热食滞交结不解，（郁蒸胃腑，充斥三焦，烁液劫阴），化火劫津热壮火升，（热势衰而复壮，心胸闷热不已，大便不通，攻逐罔效），颧赤心胸闷热，便闭溲热，舌前半绛，根苔糙垢，口干唇燥，脉数。（今忽颧赤火升，阴伤则火炽，火炽则液涸，明届两候险关），阴虚火炎，体乏邪恋。深恐（陡生变幻）正不胜邪，（势甚棘手，姑再勉力图之），幸勿泛视。

鲜霍斛七钱　丹皮三钱　知母三钱
鲜生地一两　生石决明二两　杏仁泥四钱
青蒿三钱　硃连翘四钱　莱卜子四钱
淡苓二钱半　花粉四钱　飞滑石四钱
泽泻三钱　鲜竹沥二两
另：大生地一两　生附子一两，打烂紧扎两足心

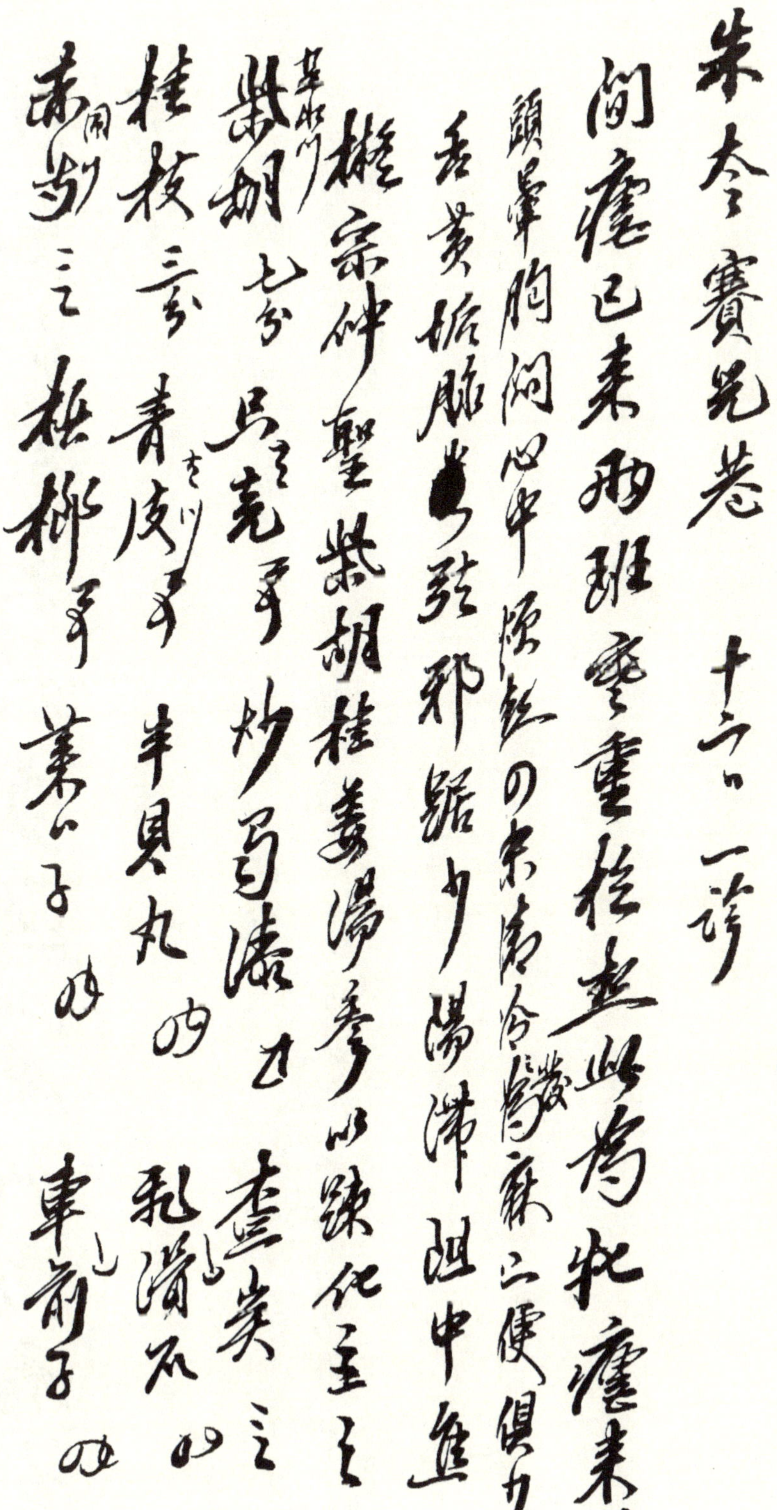

朱太太　间疟案　赛光巷　**十二日　一诊**

间疟已来两班，寒重于热，此为牝疟，来时头晕胸闷，心中烦热，四末清冷发麻，一便俱少，舌黄垢，脉弦。邪踞少阳滞阻中焦，拟宗仲圣柴胡桂姜汤，参以疏化主之。

柴胡七分，盐水炒　枳壳二钱半，去　炒蜀漆一钱　查炭三钱

桂枝三分　青皮二钱半　半贝丸四钱　飞滑石四钱，包

赤芍三钱，同炒　槟榔二钱半　莱卜子四钱　车前子四钱，包

酒炒桑枝五钱

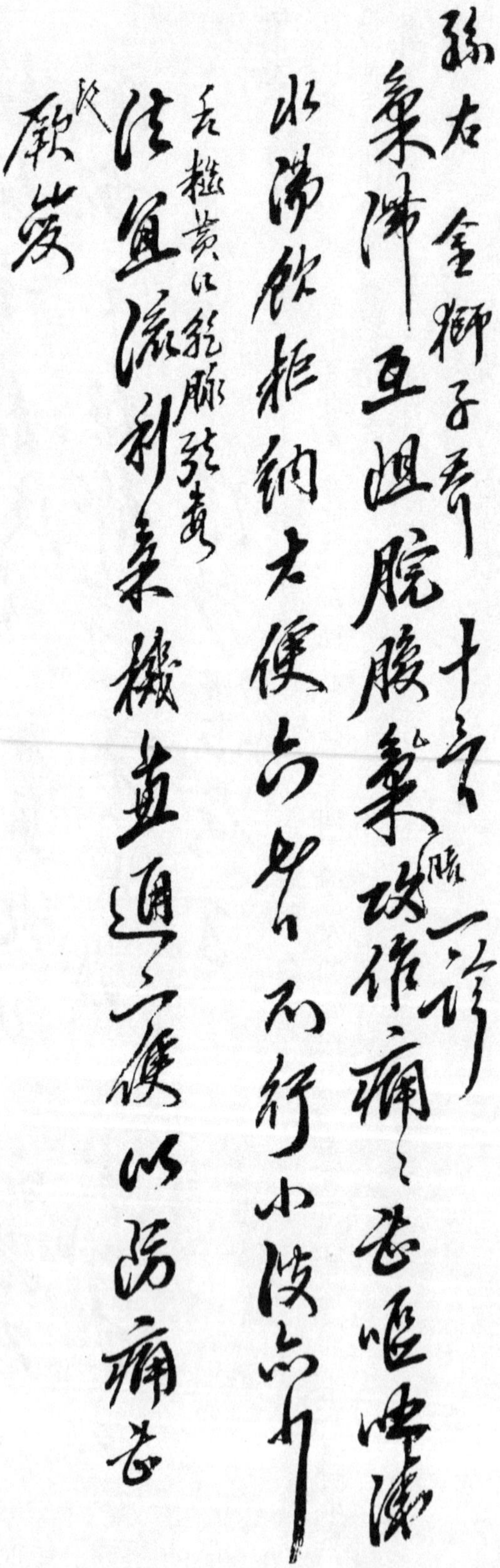

孙右 脘腹作痛案 金狮子桥 **十三日 一诊**

气滞互阻，脘腹气攻（胀）作痛，痛甚呕吐清水，汤饮拒纳，大便六七日不行，小溲亦少，（舌糙黄，口干，脉弦数）。法宜流利气机，兼通二便，以防痛甚厥变。

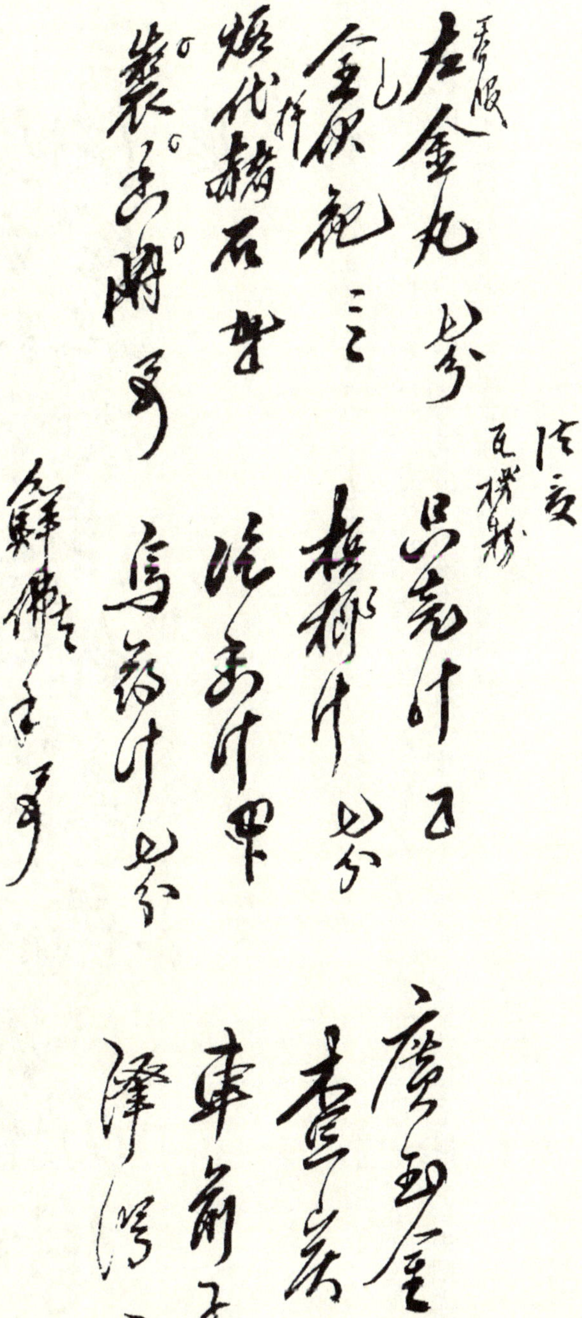

左金丸七分，吞服　枳壳汁一钱　广玉金二钱半

全伏花二钱　槟榔汁七分　查炭四钱

煅代赭石七钱，杵　沉香汁四分　车前子四钱

制香附一钱　乌药汁七分　泽泻三钱

鲜佛手二钱半，生

瓦楞粉　法夏

陆荫村先生　伏邪病案　通关桥　十七日　一诊

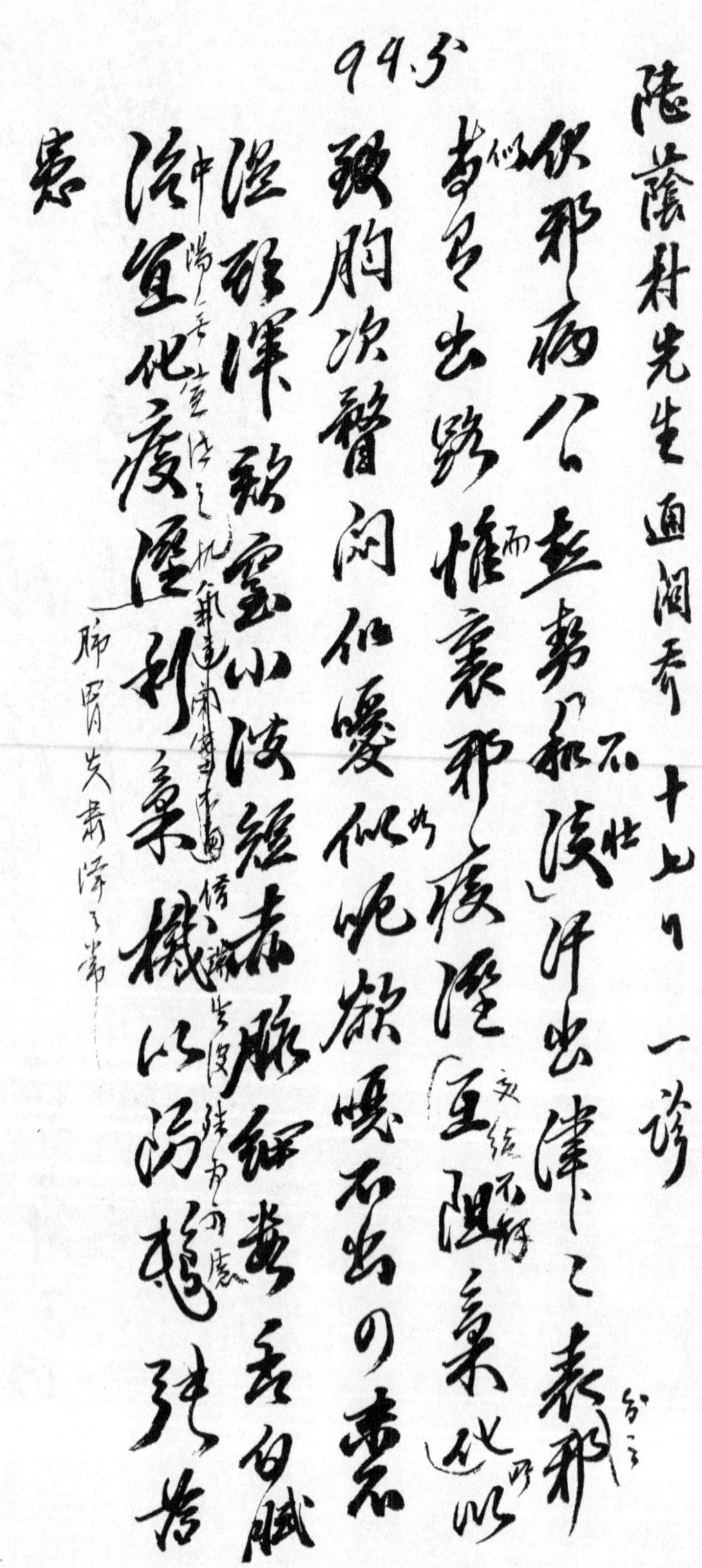

伏邪病八日，热势『和淡』（不壮），汗出津津，表（分之）邪（似）有出路，（而）惟里邪痰湿『互阻气化』（交结不解），（所）以胸次瞀闷，仍嗳似（如）呃，欲恶不出，四末不温，头浑，咳窒，小溲短赤，脉细数，舌白腻。（中阳无宣泄之机，肺胃失肃降之常，借端生波殊为可虑）。治宜化痰湿利气机，以防鸱张为患。

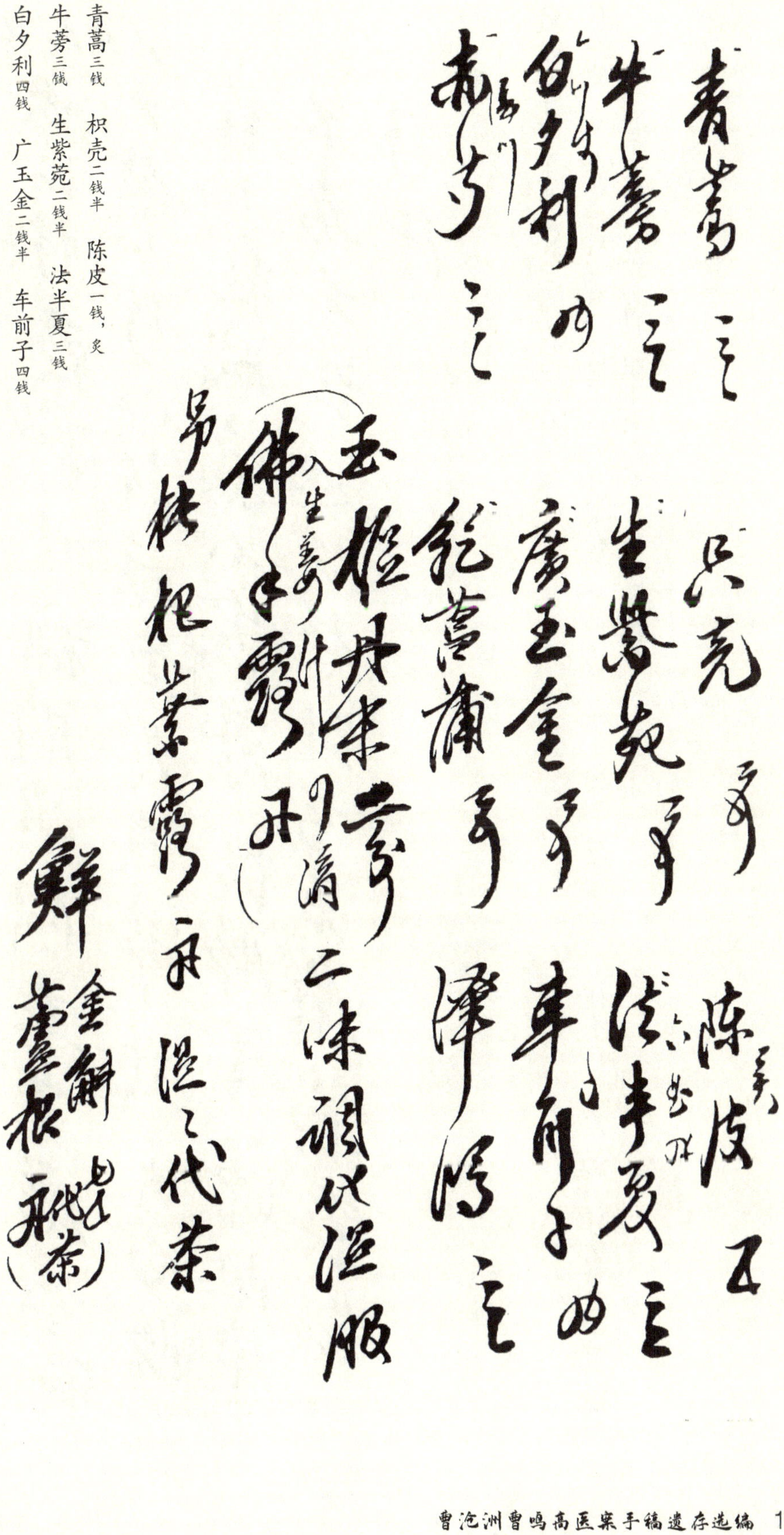

青蒿三钱　枳壳二钱半　陈皮一钱，炙
牛蒡三钱　生紫菀二钱半　法半夏三钱
白夕利四钱　广玉金二钱半　车前子四钱
赤芍三钱，酒炒　干菖蒲二钱半　泽泻三钱
玉枢丹末二分
佛手露一两，入生姜汁四滴，二味调化温服
另：枇杷叶露二两，温之代茶
鲜金斛七钱　鲜芦根二两，代茶

黄姑奶奶

伏邪病案　庙巷　二十日

伏邪病三日，热势乍盛乍衰，汗泄不多，咳嗽不畅，头部作痛，胸次闷热，少腹胀痛，大便不行，小溲短热，脉数带弦。舌白隐红口干腻，寐不安神。邪踞肺胃滞阻中下，势方发越，防鸱张为患。拟表里疏解法。

鲜金斛五钱　前胡二钱半　枳壳二钱半
淡豆豉三钱　牛蒡三钱　查炭三钱
黑山栀二钱半　生紫菀二钱半　莱卜子四钱
白夕利四钱　白杏仁四钱　飞滑石五钱，薄荷一钱，同包后下
车前子四钱，包　鲜佩兰三钱

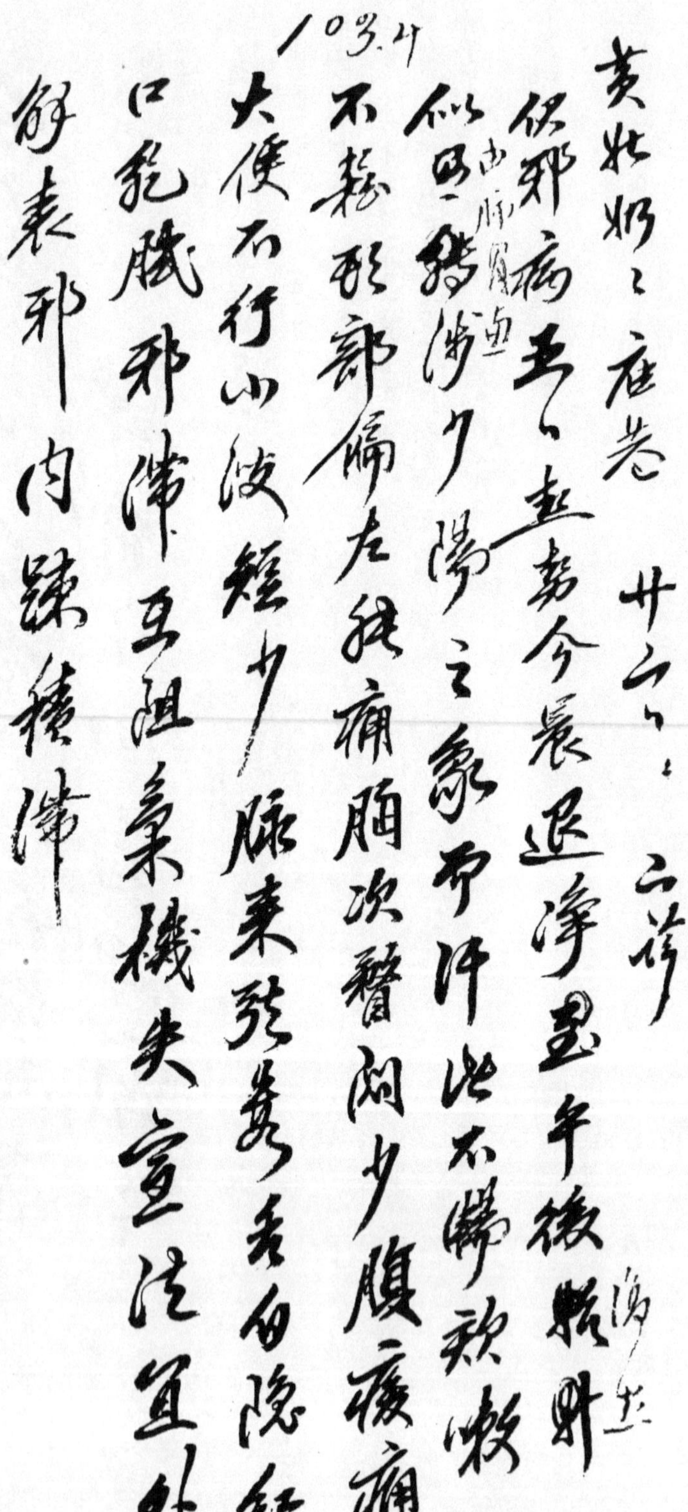
黄姑奶奶　庙巷　廿二日　二诊
伏邪病五日，热势今晨退净，午后复热，似由肺胃兼涉少阳之象，而汗泄不畅，咳嗽不松，头部偏左胀痛，胸次瞀闷，少腹瘕痛，大便不行，小溲短少，脉来弦数，舌白隐红，口干腻。邪滞互阻，气机失宣。法宜外解表邪，内疏积滞

黄姑奶奶　庙巷　二十二日　二诊

伏邪病五日，热势今晨退净，午后复热，似由肺胃兼涉少阳之象，而汗泄不畅，咳嗽不松，头部偏左胀痛，胸次瞀闷，少腹瘕痛，大便不行，小溲短少，脉来弦数，舌白隐红，口干腻。邪滞互阻，气机失宣。法宜外解表邪，内疏积滞。

淡豆豉三钱　牛蒡三钱　槟榔一钱，磨汁
黑山栀二钱半　白夕利四钱　青皮五分，磨汁
青蒿二钱　生紫菀二钱　查炭三钱
赤芍三钱，酒炒　枳壳一钱，磨汁　飞滑石五钱，薄荷七分，同包
车前子四钱，炒研
鲜芦根二两，代茶

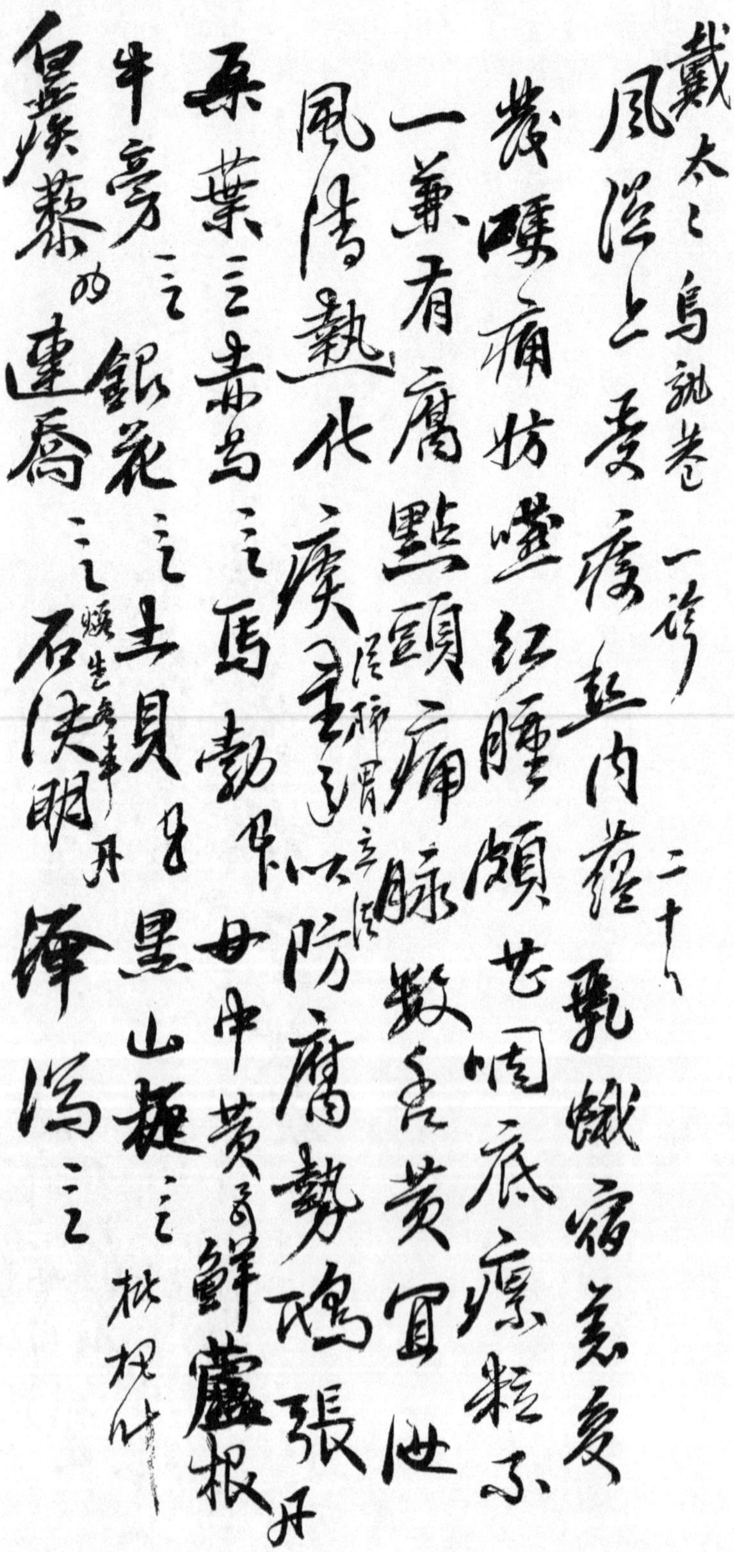

戴太太　风温病案　乌龙巷　**一诊**　二十日

风温上受，痰热内蕴，乳蛾宿恙复发，哽痛妨咽，红肿颇甚，咽底瘰粒不一，兼有腐点，头痛，脉数，舌黄。宜泄风清热化痰『主之』，（从肺胃立法），以防腐势鸱张。

桑叶三钱　赤芍三钱　马勃五分　甘中黄二钱半　鲜芦根一两

牛蒡三钱　银花三钱　土贝五钱　黑山栀三钱　枇杷叶

白蒺藜四钱　连翘三钱　石决明一两，煅生各半　泽泻三钱

戴太太　乌龙巷　二十二日　二诊

肝旺阴薄，风阳上乘，痰热蕴蒸肺胃，昨进泄风平肝清热化痰，乳蛾偏左肿势较平，腐点得退，而偏右仍高突哽咽，头胀而浑，稍有咳，舌黄尖红，脉数。拟守成法出入，以冀渐次转松。

桑叶　赤芍　银花　莱卜子　金斛

白夕利　土贝　连翘　车前子　鲜芦根

生煅石决　马勃　杏仁　泽泻

王小姐　徐家弄

伏邪病交两候，热势甚壮，心胸闷热，咳窒，糊语喃喃，大便热泄，小溲少极，舌苔老黄，中心黑边尖红，脉数而弦，邪火痰滞蕴蒸肺胃，耗液伤阴，防热甚生风，内陷昏变，险重之至

金斛七钱　粉葛根二钱　枳壳二钱半　车前子炒研，五钱

青蒿三钱　上川连七分　硃茯神五钱

牛蒡三钱　淡芩二钱半　硃连翘四钱

赤芍三钱　紫菀二钱半　飞滑石五钱，薄荷一钱，同包

王小姐　伏邪病案　徐家弄

伏邪病交两候，热势甚壮，（心）胸闷（热），咳窒，糊语喃喃，大便热泄，小溲少极，舌苔老黄，中心黑边尖红，脉数而弦。邪火痰滞蕴蒸肺胃，耗液伤阴，防热甚生风，内陷昏变，险重之至。

金斛七钱　粉葛根二钱　枳壳二钱半　车前子炒研，五钱

青蒿三钱　上川连七分　硃茯神五钱

牛蒡三钱　淡芩二钱半　硃连翘四钱

赤芍三钱　紫菀二钱半　飞滑石五钱，薄荷一钱，同包

周宝宝　风温病案　南濠　**九月二十九日**

表热二十二日，热势朝轻暮重，咳嗽不松，痰吐白韧，昨宵得腑垢颇畅，小溲短赤，舌绛唇燥，口干，脉细数。阴气已伤，邪热犹蕴，深恐正不胜邪，（骤生变端）。

枇杷叶　鲜芦根

桑叶　赤芍　白杏仁　飞滑石同包，薄荷七分

牛蒡　枳壳　象贝　泽泻

白夕利　竹茹　盐半夏

连翘　鲜金斛　青蒿

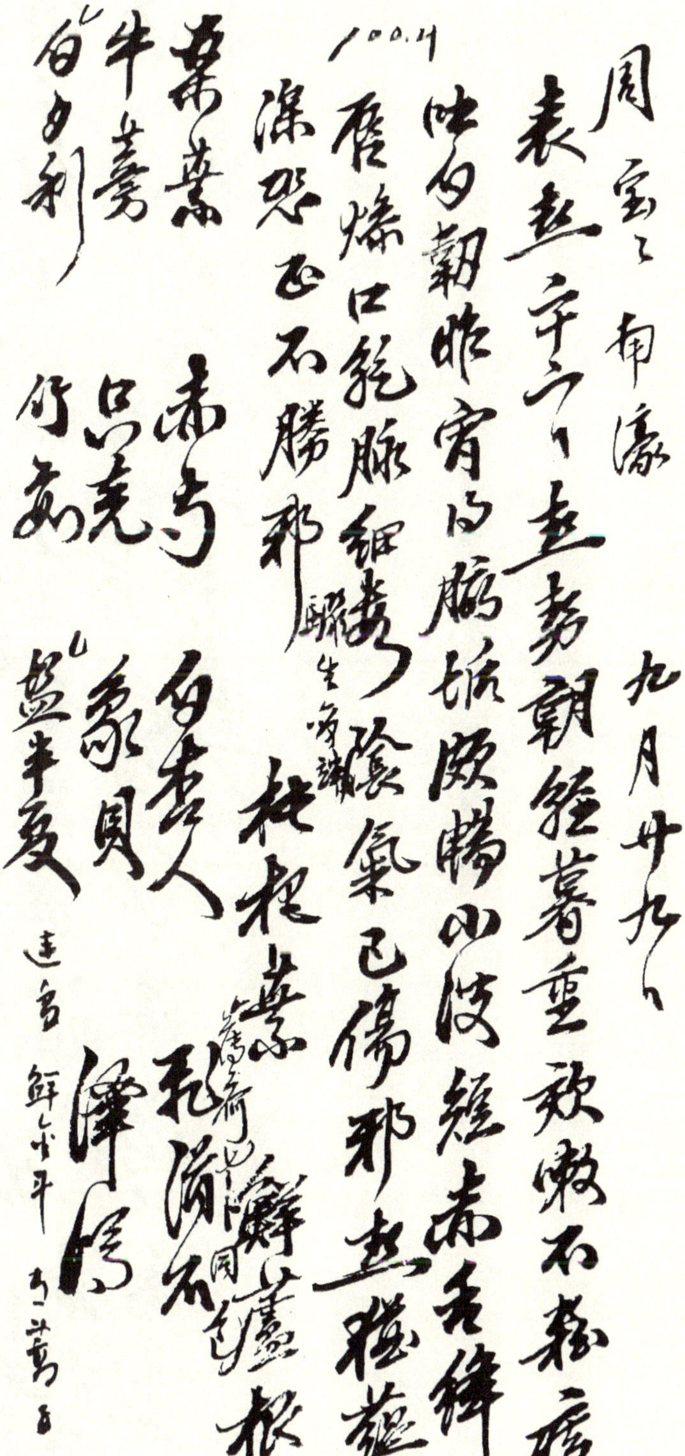

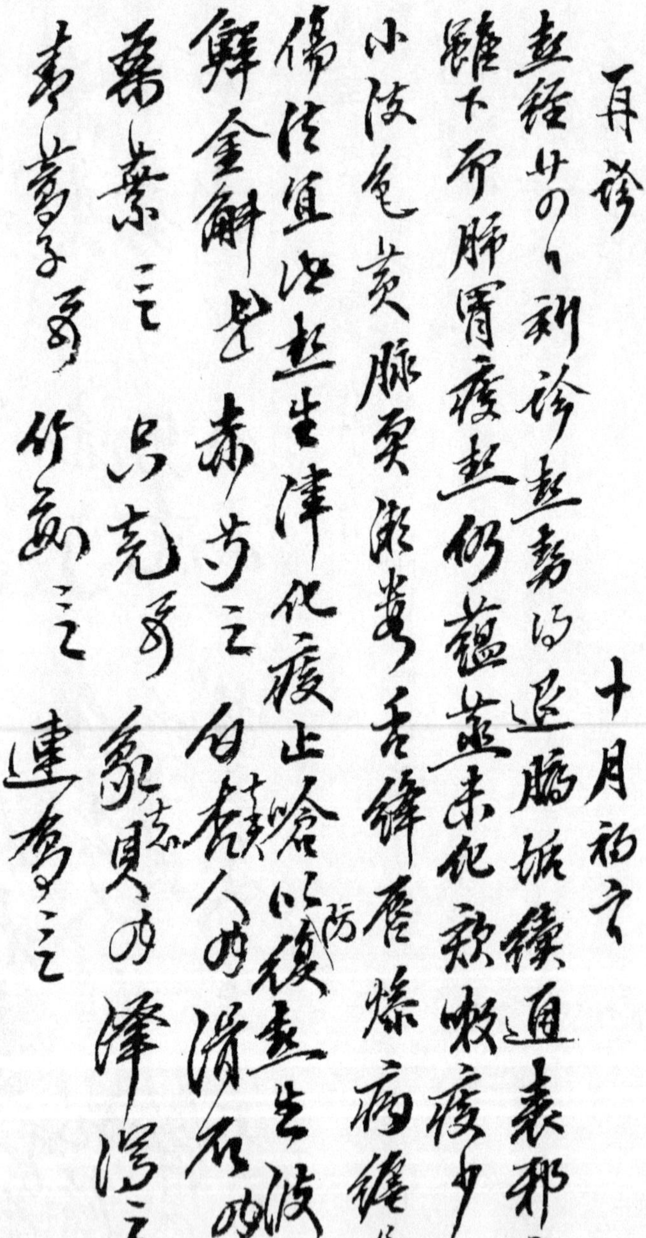

再诊　十月初二日

热经二十四日，刻诊热势得退，腑垢续通，表邪里滞虽解虽下，而肺胃痰热仍蕴蒸未化，咳嗽痰少，胸次微闷，小溲色黄，脉软微数，舌绛唇燥。病缠过久，阴液重伤。法宜泄热生津，化痰止呛，以（防）复热生波。

鲜金斛七钱　赤芍二钱　白杏仁四钱，去尖　滑石四钱　枇杷叶三片，去毛筋，包

桑叶三钱　枳壳二钱半　象贝四钱，去心　泽泻二钱　鲜芦根一两，去节

青蒿子二钱半　竹茹三钱　连翘三钱

钱小姐

风温病案　仓桥浜　二十九日

发热今交一候，丹痧未透即回，兹则热势蒸蒸，咳嗽痰多，气急便闭，溲赤唇焦，齿垢舌绛，口干，脉细数。阴液重伤，邪火痰滞胶固不化，防热极生风，痰升喘厥。

霍斛　牛蒡　生石决明　飞中白

桑叶　白杏仁　连翘　黑山栀

丹皮　土贝　甘中黄　鲜芦根　鲜竹沥

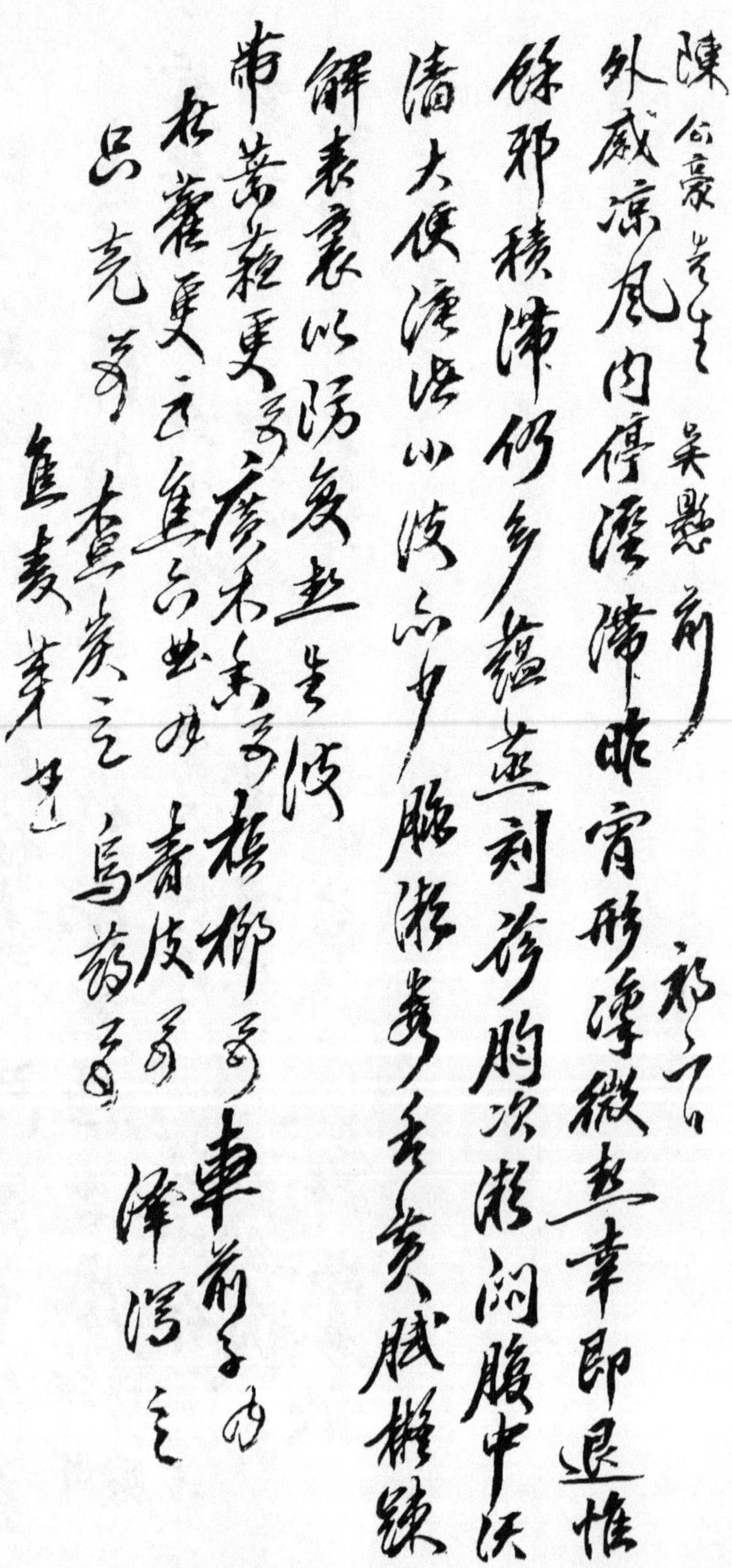

陈公豪先生　外寒内湿案　吴县前　**初二日**

外感凉风，内停湿滞，昨宵形凛微热幸即退，惟余邪积滞仍多蕴蒸，刻诊胸次微闷，腹中沃濇，大便溏泄，小溲亦少，脉微数，舌黄腻。拟疏解表里，以防复热生波。

带叶苏更二钱半　广木香二钱半　槟榔二钱半　车前子四钱
杜藿更二钱　焦六曲四钱　青皮二钱半　泽泻三钱
枳壳二钱半　查炭三钱　乌药二钱半
焦麦芽五钱

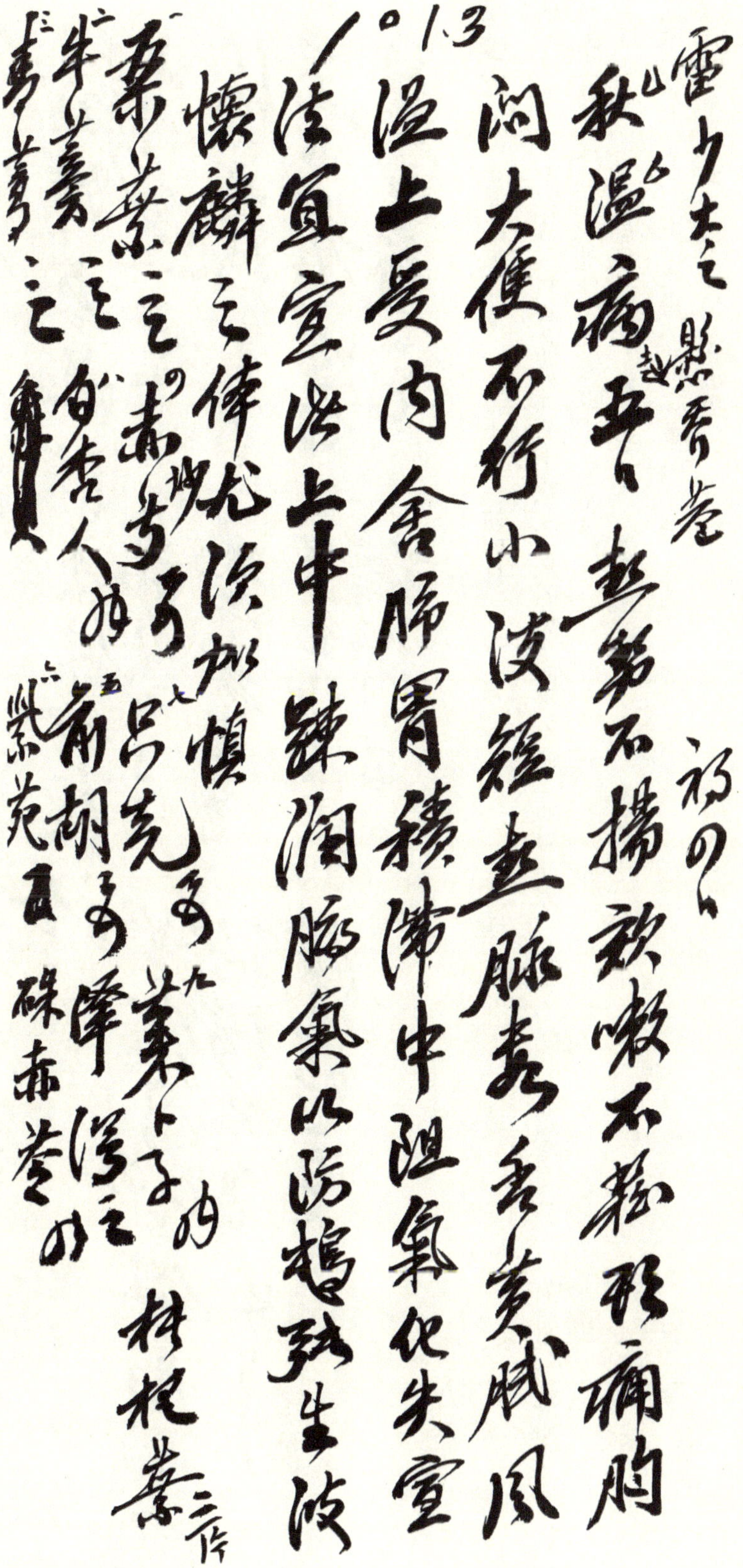

雷少太太

秋温案　悬桥巷　**初四日**

（秋温）病起五日，热势不扬，咳嗽不松，头痛胸闷，大便不行，小溲短热，脉数，舌黄腻。风温上受，内舍肺胃，积滞中阻，气化失宜。法宜宣泄上中，疏润腑气，以防鸱张生波，怀麟之体尤须加慎。

桑叶二钱　赤芍二钱半，炒　枳壳二钱半　泽泻二钱
牛蒡二钱　前胡二钱半　白杏仁四钱　朱赤苓四钱
青蒿二钱　紫菀一钱　莱卜子四钱　枇杷叶三片

唐少太太　伏邪晚发病案　王枢密巷　**初四日**

伏邪晚发，病十三日，热势蒸蒸汗泄不多，胸次闷热，便行不畅，溲短而赤，脉数不畅，舌黄腻质红，口甜唇燥。邪滞充斥三焦，一无出路，最虑化火劫津，热极波生，未可泛视。

上川连一钱，盐水炒　赤芍三钱，炒　莱卜子四钱　佩兰三钱
淡豆豉三钱　查炭三钱　飞滑石五钱，薄荷一钱，同包　连翘三钱
黑山栀二钱半　（枳壳一钱，磨　泽泻三钱
青蒿三钱　槟榔一钱，磨

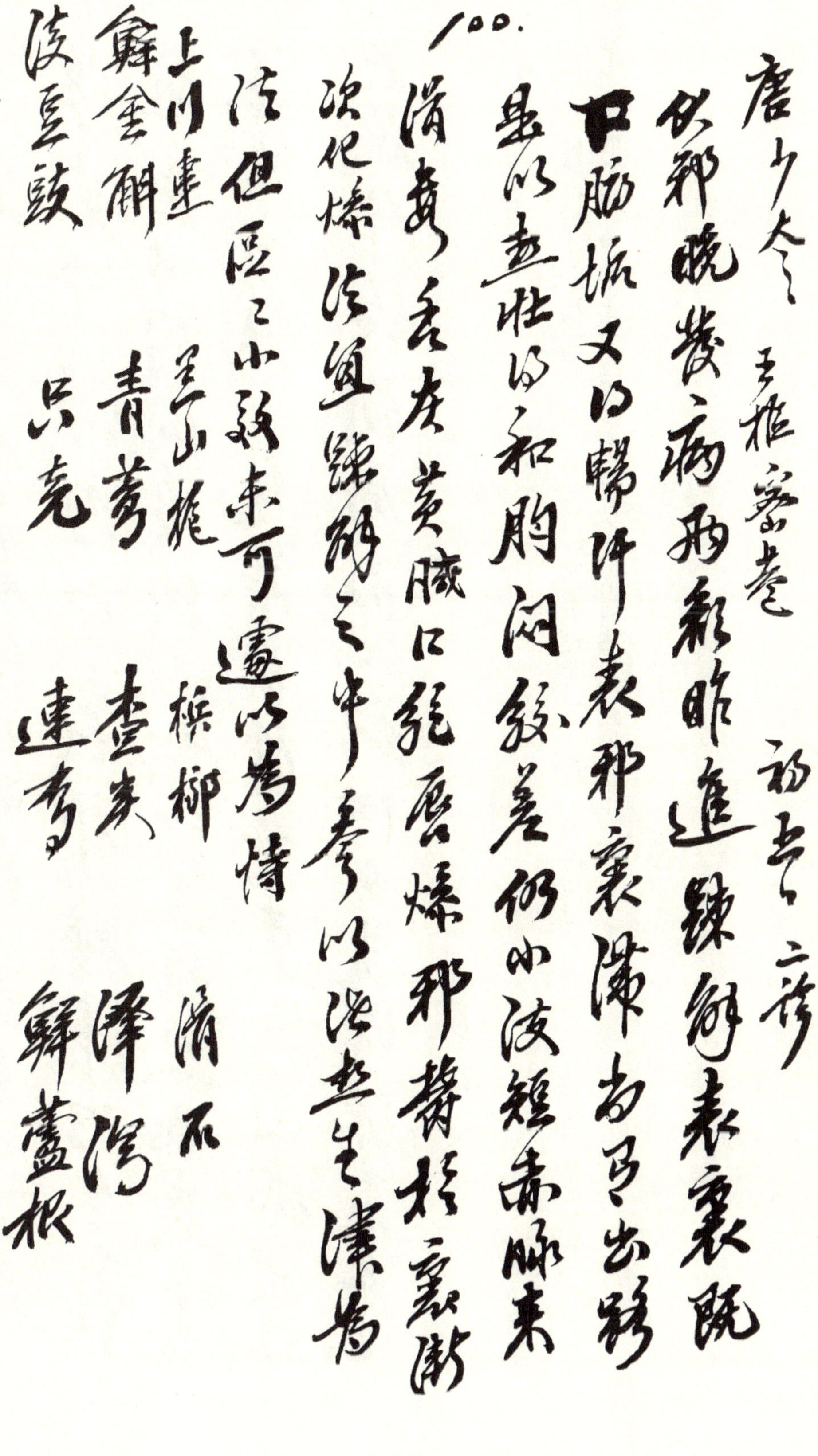

唐少太太　王枢密巷　**初五日**　二诊

伏邪晚发病两候，昨进疏解表里，既下腑垢又得畅汗，表邪里滞尚有出路，是以热壮得和，胸闷较差，仍小溲短赤，脉来滑数，舌灰黄腻，口干唇燥，邪郁于里，渐次化燥。泆宜疏解之中参以泄热生津为法，但区区小效，未可遽以为恃。

上川连　黑山栀　槟榔　滑石　鲜金斛　青蒿　查炭　泽泻　淡豆豉　枳壳　连翘　鲜芦根

三診　初六

表熱半月今晨續得暢汗熱勢退而未

99. 淨表邪漸解而裏邪積滯仍多蘊

蒸是以胸悶腹脹如故小溲短熱脈來細數

舌灰黃膩口乾唇燥陰液素虧因病更傷

反復糾纏洵屬易易擬泄熱生津疏裏主之

三诊　初六日

表热半月，今晨续得畅汗，热势退而未净，表邪渐解而里邪积滞仍多蕴蒸，是以胸闷腹胀如故，小溲短热，脉来细数，舌灰黄腻，口干唇燥。阴液素亏，因病更伤，反复纠缠洵属易易，拟泄热生津疏里主之。

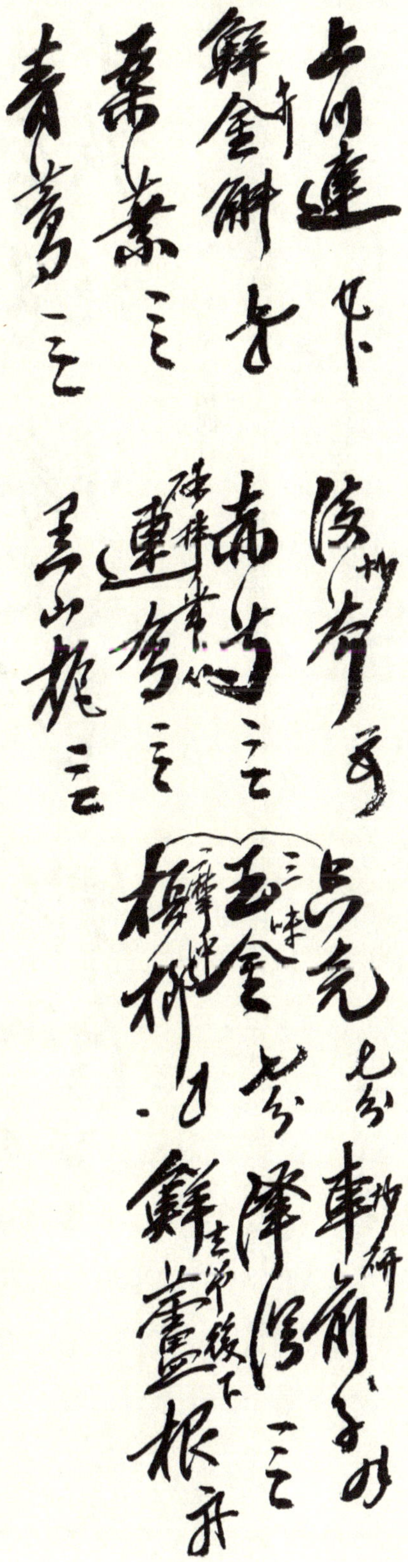

上川连五分　淡芩二钱半，炒　枳壳七分　车前子四钱，炒研

鲜金斛七钱，打　赤芍三钱　玉金七分　泽泻三钱

桑叶三钱　连翘三钱，硃拌带心　槟榔一钱，三味磨冲　鲜芦根二两，去节后下

青蒿三钱　黑山栀三钱

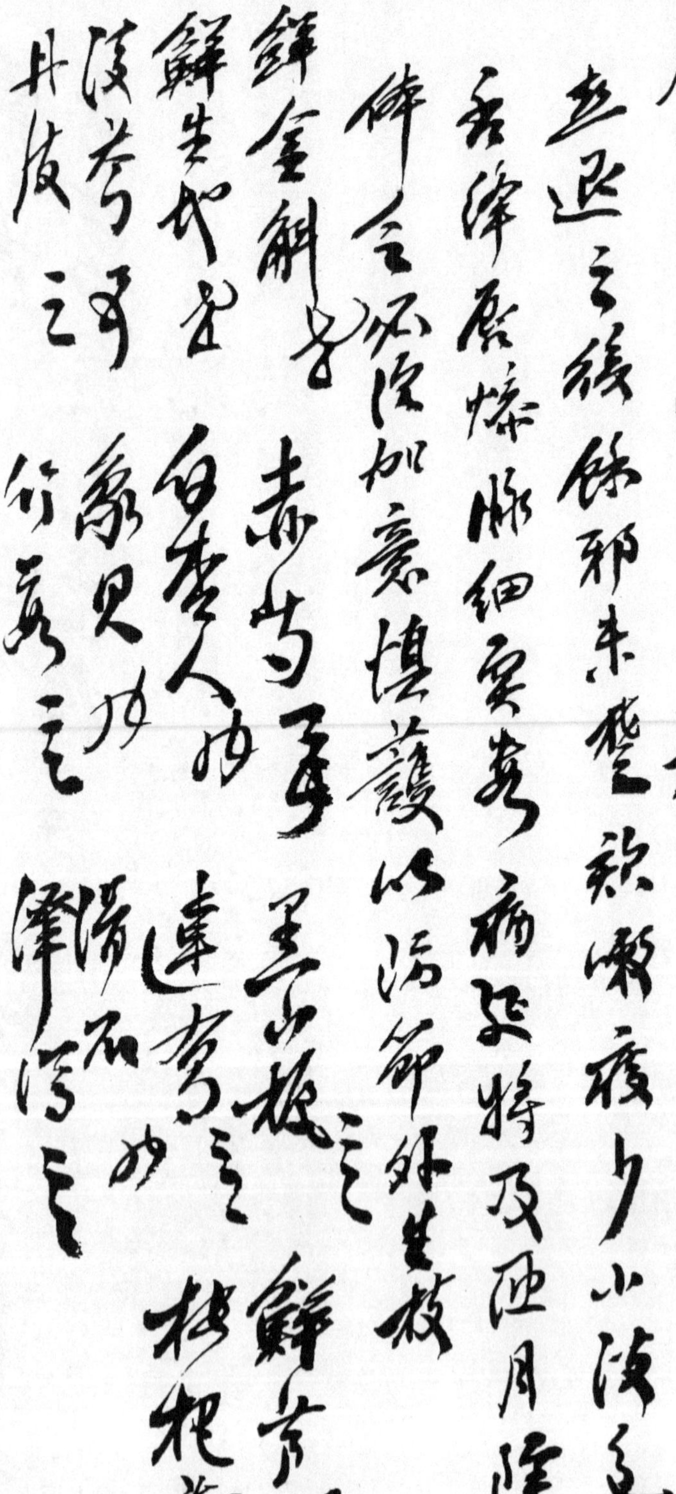

周世兄

热退津伤案　南濠　初四日

热退之后余邪未楚，咳嗽痰少，小溲色黄，舌绛唇燥，脉细软数，病延将及匝月，阴伤体乏，必须加意慎护，以防节外生枝。

鲜金斛七钱　赤芍三钱半　黑山栀三钱　鲜芦根一两
鲜生地七钱　白杏仁四钱　连翘三钱　枇杷叶三片
淡芩二钱半　象贝四钱　滑石四钱
丹皮三钱　竹茹三钱　泽泻三钱